新时代"妇儿健康·优生科学"科普丛书

总主编 左伋

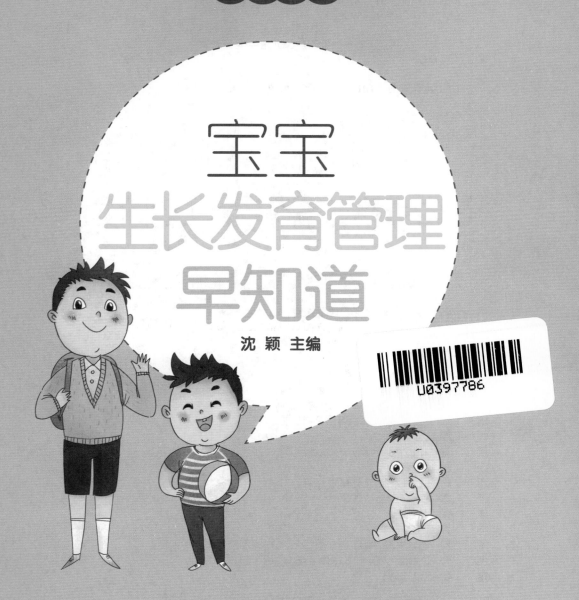

宝宝
生长发育管理
早知道

沈颖 主编

世界图书出版公司

上海·西安·北京·广州

图书在版编目（CIP）数据

宝宝生长发育管理早知道/沈颖主编.—上海：上海世界图书出版公司，2019.11
ISBN 978-7-5192-6758-2

I.①宝… Ⅱ.①沈… Ⅲ.①婴幼儿—生长发育 Ⅳ.①R174

中国版本图书馆CIP数据核字（2019）第215068号

书　　名	宝宝生长发育管理早知道
	Baobao Shengzhang Fayu Guanli Zao Zhidao
主　　编	沈　颖
策划编辑	沈蔚颖
责任编辑	陈寅莹
插　　画	黎　黎
出版发行	上海世界图书出版公司
地　　址	上海市广中路88号9–10楼
邮　　编	200083
网　　址	http://www.wpcsh.com
经　　销	新华书店
印　　刷	上海景条印刷有限公司
开　　本	787 mm×1092 mm　1/16
印　　张	6.25
字　　数	100千字
版　　次	2019年11月第1版　2019年11月第1次印刷
书　　号	ISBN 978-7-5192-6758-2/R·515
定　　价	39.80元

新时代"妇儿健康·优生科学"科普丛书编写委员会

总主编

左 伋

委 员

（按姓氏笔画为序）

丁显平　王晓红　朱宝生　刘　雯　刘国成　刘俊涛
李　力　李　京　李苏仁　李啸东　李崇高　杨　玲
沈　颖　张咸宁　苟文丽　姚元庆　夏　寅　郭长占
梅　建　程　凯　程蔚蔚　蔡旭峰　谭文华　薛凤霞

秘 书

蔡旭峰

本册编者名单

主　编

沈　颖

副主编

刘　莉　许志飞　闫　洁

编　者

（按姓氏笔画为序）

纪文静　杜　鹃　李世杰　吴云肖　沈瑞云

张　杰　崔永华

普及优生科学知识
提高妇儿健康水平
"为新时代妇儿健康·优生科学"科普丛书题
陈义汉
2019年4月20日

同济大学副校长、中国科学院院士　陈义汉教授
为本套丛书题词。

序　言

党的"十九大"提出中国特色社会主义进入了"新时代"。"新时代"意味着在国家的总体发展上应有新的方向、新的目标和新的追求。这其中也包括了"国民健康"。习近平总书记指出"健康是促进人的全面发展的必然要求，是经济社会发展的基础条件，是民族昌盛和国家富强的重要标志，也是广大人民群众的共同追求"。中共中央、国务院印发的《"健康中国 2030"规划纲要》提出了"普及健康生活、优化健康服务、完善健康保障、建设健康环境"等方面的战略任务。《"健康中国 2030"规划纲要》以健康为中心，强化预防疾病这一理念，这是"健康中国"战略的必然选择。其中妇儿健康更是衡量国家社会经济发展的重中之重，也是我们从事基础医学和临床医学医务工作者在"新时代"的光荣使命。

在世界图书出版公司的大力支持下，我们组织了复旦大学、中国优生科学协会、浙江大学、九三学社复旦大学委员会等社会组织中从事妇儿临床和基础的专家，编写了一套《新时代"妇儿健康·优生科学"科普丛书》，从不同视角切入，对生命诞生、备孕、孕期、围产、婴幼儿的健康进行科普化的科学指导，旨在提高社会大众对妇儿健康知识的正确认识，促进身心健康，为"新时代"的"健康中国"作出我们的一点贡献。

复旦大学上海医学院细胞与遗传医学系主任、教授、博士生导师
中国优生科学协会第七届理事会会长
九三学社复旦大学委员会常务副主委
2019 年 7 月 5 日

前　言

　　儿童是国家的未来，是每个家庭的希望。随着时代的发展和人民生活水平的提高，儿童的健康成长越来越成为父母、儿科医生及全社会关心的热点。生长发育是儿童时期非常重要的生命现象，在其过程中的任何一个时期出现异常，都会影响儿童的身心发育，这种损害有的是暂时的，可以逆转；有的则是永久的，造成不可逆的损伤而持续终身。因此，科学准确了解儿童生长发育的规律，早期对生长发育异常情况进行诊断和治疗，对儿童健康快乐成长至关重要。

　　儿童与成人的根本区别就在于他们处于不断生长发育过程中。儿童期生长发育异常可能影响大脑发育并使智力发育受损、学习能力下降；也可能对成年后的慢性疾病如心血管病、糖尿病等的发病有一定的影响。如果能及时纠正影响儿童生长发育的因素如疾病、营养不良、遗传、生活环境等，同时对生长发育中常见问题如长不高、性早熟、多动症、自闭症等做到早期发现，及时给予针对性的治疗和干预就可以减轻甚至治愈疾病。与此同时，儿童正处于生长发育的关键时期，合理营养和睡眠质量是正常生长发育的物质基础和保障。在不同的生长发育时期，儿童的饮食内容和规律有着显著的变化，正确的营养健康教育可以改善儿童营养状况、培养婴幼儿期的科学喂养及学龄期之后的健康饮食行为。另外，高质量的睡眠是儿童体格生长和脑发育的重要保障，健康睡眠对儿童的生长、智力行为的发育非常重要。正确认识影响儿童睡眠的因素并及时诊治睡眠相关疾病，保证充足的睡眠时间及良好的睡眠习惯可促进儿童正常的体格发育和神经认知发育。

本书编写人员均是儿科各个专业领域知名的专家学者，他们不但拥有专业的理论知识还具有丰富的临床经验。本书就婴幼儿生长发育的规律、影响婴幼儿生长发育因素、健康睡眠、科学喂养等方面进行深入浅出的阐述，指导基层儿科医生及家长在儿童成长过程中进行定期生长监测和评估，对可能存在的危害健康的影响因素及疾病提出治疗的基本原则。希望藉此书为儿科医生、家长及关爱儿童健康的社会各界人士提供科学准确的理论指导依据，携手为儿童的健康快乐成长保驾护航。

沈　颖

北京儿童医院儿科主任医师

2019 年 3 月

目　录

第一章　你了解儿童生长发育的规律吗?

第二章　影响孩子生长发育的因素

第三章　睡眠——婴幼儿健康成长的关键

第四章　儿童喂养

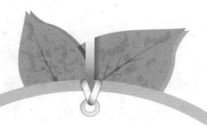

你了解儿童
生长发育的规律吗？

　　儿童不是大人的缩小版，各个器官发育不完善，容易受到损害。生长发育是体量增长、功能成熟的过程，是量和质共同发展的过程。儿童只有不断地生长发育才能成为一个成熟的个体，而这种发育具有一定的规律性。

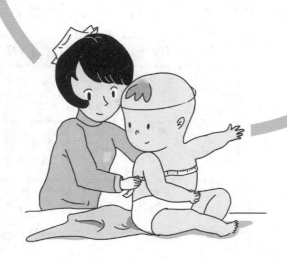

一、儿童生长发育的基本规律

生长发育是儿童所特有的生理特性，但儿童不是成人的缩小版，体量由小长大不仅仅是身高、体重的增长，身体的长大是为生长；同时各个器官系统的功能也在不断地完善与成熟，是为发育。生长发育是体量的增长和功能成熟的过程，是量和质的共同发展，两者相互关联并相互促进。儿童只有不断地生长发育才能成为一个成熟的个体。儿童生长发育有其规律性。

1 头尾规律

头尾规律：指的是头领先发育，四肢后发育。孩子越小头占身体的比例越大；头领先发育代表大脑及神经系统领先发育。婴儿 3 ~ 4 个

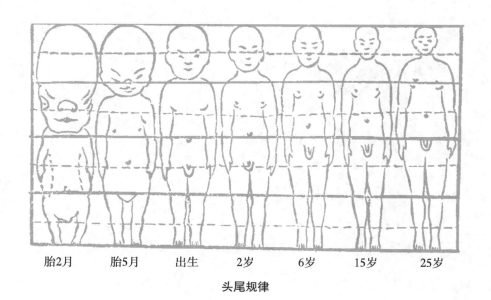

胎2月　　胎5月　　出生　　2岁　　6岁　　15岁　　25岁

头尾规律

月抬头，6～7个月独坐，1岁就会独走了。孩子到了3岁，语言、认知、运动能力都达到了很高的程度，脑重量达到成人的80%，此后发育速度明显下降。

2 连续性与阶段性

生长发育是一个连续的过程，在整个儿童时期不断进行，不会间断，不会停滞，但生长发育在各年龄阶段有一定的特点，生长速率是有阶段性的。

生长发育有两个高峰，婴儿期和青春期。婴儿期（出生至1岁）生长速率最快，尤其前3个月生长最快。1岁时体重是出生体重的3倍或以上；身长增长了50%，即可达出生身长的1.5倍。这个速率婴儿期后不会再有。1～2岁生长速率较婴儿期降低1倍余，出生2年以后生长速度逐渐减慢，2岁至青春期前匀速生长，至青春期加速生长，青春期是人生第二快速生长发育时期。

3 各器官系统发育不平衡

根据身体与环境及千万年来进化的需求，各个器官系统发育速度不等。体格生长大致呈线性发育；神经系统领先发育，先快后慢；大脑领先发育；淋巴系统早期较快速发育，至12岁达高峰后迅速下降。而生殖系统早期处于很低速发育状态，至青春期猛发育。生殖系统的发育特点迥异于其他哺乳动物，这样的发育模式使人类能有充分的时间学习，为以后的发展奠定了坚实基础，也为人类的持续发展提供了保障。

4 个体差异

生长发育的个体差异主要来自遗传、性别、营养、养育、生活环境等因素。个体差异一般随年龄增长而显著，身高受遗传的影响较大，可达 60% ~ 70%。男孩的身高体重数值较女孩大，差异随年龄增长而逐渐显著。除遗传与性别不可改变的因素外，营养是影响生长发育的至关因素。儿童的生长发育水平虽有一定的范围，但所谓的正常值不是绝对的，评价时必须考虑个体的不同影响因素，才能做出正确的判断。

二、体格发育常用指标

体格发育常用指标有：体重、身长、头围、胸围、坐高。每一个指标都不同的意义。

1 体重

体重为身体各器官、组织和体液的总重量，临床给药、输液也常根据体重计算用量。

（1）如何测量体重　测量前脱掉衣物、最好选择排空大小便后测量。如不能脱掉衣物，应在称重后减掉衣物重量。小婴儿最好采用载重 15 kg 盘式杠杆秤测量，置婴儿于秤盘中央称重，精确至小数点后 2 位。儿童用载重 50 kg 杠杆秤测量，误差不超过 50 g。7 岁以上用磅秤，最大载重 100 kg，误差不超过 100 g。

（2）体重增长的规律　体重增长为非等速

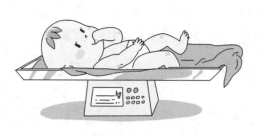

测量体重

增长，年龄越小体重增长越快，头 3 个月婴儿每月体重增长可达 1 000 ~ 1 200 g；3 ~ 6 个月婴儿每月体重增长可达 500 ~ 600 g；6 ~ 12 个月每月体重增长可达 300 ~ 200 g；婴儿期是人生第一个生长高峰期。12 ~ 24 个月每月体重增长 150 ~ 100 g；2 岁至青春期前匀速增长；体重每年均增长 2 kg；青春期猛长，每年平均增长 4 ~ 5 kg，持续 2 ~ 3 年。系第二个生长高峰期。

- 出生体重大约为 3 kg
- 3 个月时大约是出生体重的 2 倍（6 kg）
- 1 岁时大约是出生体重的 3 倍（9 kg）
- 2 岁时大约是出生体重的 4 倍（12 kg）
- 2 岁到青春期：每年平均增长 2 kg
- 青春期每年平均增长 4 ~ 5 kg

为了便于临床应用，可按以下公式粗略计算体重：

2 ~ 7 岁体重（kg）：[年龄（岁）×2] + 9

7 ~ 12 岁体重（kg）：[年龄（岁）×7 − 5] /2

（3）监测体重的意义　体重是代表生长发育最灵敏的指标。体重可以因为短期疾病出现体重不增甚至下降。因此监测体重可以及时发现体重增长的异常情况，如体重不增、增长不够，及时找医生查找原因，早期干预与治疗，使孩子体重及时追赶上来。也有一些比较隐蔽的疾病导致体重增长不良，通过这个迹象提醒家长找医生就诊，查出疾病。

2 身长（身高）

身长/身高　身高指头顶至足底的长度。2 岁前测量卧位身长，2 岁后测立位身高。身高增长的规律与体重相似。受遗传、性别、宫内发育情况、营养、环境等的影响，最后成人时的身高，与父母的身高高度有关（来自遗传的影响达 60% ~ 70%）。

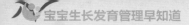

（1）如何测量身高／身长

2岁以下婴幼儿采用卧位身长计测量。测量时注意头顶顶住测量计顶板，测量者一手按住膝关节使其尽量伸直，一手用测量计底板抵住足底并记录数值，数值精确至小数点后一位。2岁以上儿童用立位身高计，测量时脱鞋，脚后跟、臀部、头枕部紧贴测量计后柱，记录数值，数值精确至小数点后一位。

（2）身高增长的规律

身高增长的规律与体重相似，受遗传、性别、疾病、宫内发育情况、营养、生活环境的影响。

婴儿期是一生中增长最快的时期，可以增长出生身长的50%；第二年次之；2岁至青春期前匀速增长，至青春期猛长。

● 足月新生儿：出生时大约为50 cm（46～53 cm）。

● 第一年：大约增长25 cm（至75 cm）。

出生～3月　平均月增长4 cm

3～6个月　平均月增长2 cm

7～12个月　平均月增长1 cm

● 第二年：大约增长10～12 cm。

● 2岁到青春期前：大约每年增长7 cm。

● 青春期：大约每年增长8 cm。青春期早期生长速率大，青春期后期生长速率明显减慢。

青春期受性激素的影响出现第二个生长高峰，年龄范围一般从10～20岁，女孩的青春期开始年龄和结束年龄都比男孩早2年左右。青春期的进入和结束年龄存在较大个体差异，约可相差2～4岁。此期儿童的体格生长发育再次加速，出现第二次高峰，同时生殖系统的发育也加速并渐趋成熟。

身高加速生长开始时间：女孩在乳房发育后，为 9 ~ 11 岁；男孩在睾丸增大 1 年后，为 11 ~ 13 岁。女孩骨龄 13 岁、男孩 15 岁，达最终身高的 95%。

（3）监测身高的意义

身高反映的是儿童长期的营养状况和骨骼发育状况，短期疾病和营养不良不易影响身高，只有慢性疾病及长期的营养不良会影响身高的增长。所以身高增长迟缓不易被及时发现。不少生长迟缓及矮小的孩子来就诊，家长竟不知道孩子从什么时候开始长得慢的，也不知道每年身高长多少！而这些信息正是医生判断病情及诊断时需要的重要信息。所以家长一定要监测孩子的身高并做记录，一来这是孩子成长的纪念，二来可以及时发现孩子身高增长出现的偏离，此外还能在就医时向医生提供重要的信息。

3 如何使用生长发育监测图

体重与身高测量值的表示有表格与生长曲线两种形式。生长曲线是指定期、连续对儿童某项指标进行测量，绘成曲线图，并与参考曲线进行比较的方法。通常横坐标为月龄或年龄，纵坐标为某项生长指标，如体重、身高值。将每月的测量值用点在发育监测图上标出，将每次测量的点用线连接起来就形成了孩子的生长发育曲线。此时，孩子的曲线与正常曲线进行比较就一目了然了，可以看出是否偏离了正常曲线。采用生长曲线监测生长水平、速度和趋势，更直观、一目了然。

生长发育是儿童所特有的生命现象，异常的生长发育会给儿童健康及成年后健康带来重大隐患，保障儿童正常的生长发育至关重要。有效的监测孩子的生长发育情况能尽早发现问题，在医生的指导下尽早干预治疗，使得偏离的生长发育尽快回到正常轨道。如果疏于关注孩子的生长发育情况，就很难及时发现生长迟缓及落后，给治疗与干预带来困难，有些落后还不能完全追赶回来。

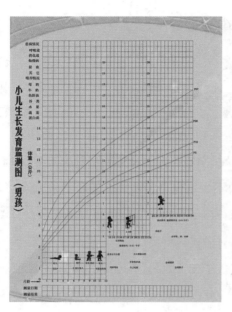 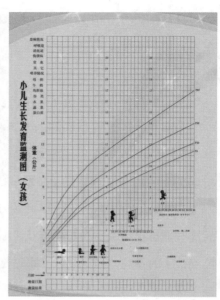

小儿生长发育监测图

4 头围

经常带孩子做体检的家长们一定注意到保健医生除了给孩子测量身高（身长）、体重以外，一般会给孩子测量头围。家长们就会问为什么要量头围呢？具体该如何操作呢？其实，宝宝的头围大小与脑和颅骨的发育有关，大脑的发育不仅与头围有关，更与丰富的环境刺激使得神经纤维、神经髓鞘发育有关。所以测量头围是小宝宝体检的一项重要内容，下面就和宝爸宝妈们说说关于头围的一些事。

（1）如何测量头围

家长可以站在宝宝的前方或右方，用软尺自右侧或左侧的眉弓上缘处开始，绕过枕骨粗隆（头后面隆起处，即后枕部最高点），回到起点，测量这一圈的长度即为头围，测量结果以厘米为单位，精确到小数点后一位。注意测量的时候软尺应尽量紧贴皮肤，左右对称，分开头发和小辫。

（2）头围增长的规律

宝宝生后平均头围是 34 cm，1 岁以内头围增长速度快，生后前 3 个月宝宝的头围增长值约 6 cm，等于后 9 个月的增长值，所以宝宝 1 岁时头围增长约 12 cm，即头围约 46 cm。1 岁以后增长速度减慢，2 岁时约 48 cm，5 岁的时候大约 50 cm，15 岁时接近成人，为 54 ~ 58 cm。

（3）监测头围的意义

宝宝的头围大小与脑和颅骨的发育有关，因此定期测量头围可以监测脑和颅骨的发育情况。尤其是 2 岁以内的小宝宝监测头围最有意义，可以及时发现存在的异常，如头围过小有可能存在脑发育不全，头围过大可能存在脑积水、颅内占位病变及佝偻病后遗症等。及早发现问题，可尽快进一步检查寻找病因，并且及早进行干预。

（4）头大就聪明吗

宝宝的头围大小是有标准的，针对每一个月龄都有参考数值，在一定范围里才是正常的。如上所说，头围过大的宝宝不一定就聪明，而且提示可能存在某些严重疾病，如脑积水、肿瘤，佝偻病等。脑积水、颅内肿瘤早期可以没有任何症状，随着病情加重及囟门闭合后颅内压增高，症状逐渐显现。所以如果宝宝头围明显偏大，一定注意尽早就医。

（5）什么是小头畸形

小头畸形是指头围小于同年龄同性别孩子正常均值 2SD 或小于第三百分位者。简单地说就是宝宝的头围小于正常范围的最低限即为小头畸形。病因多样，包括遗传因素、感染、围生期缺氧、接触有毒物质、代谢紊乱等。小头畸形既可以单独出现，也可能同时合并其他发育异常，临床表现差异很大，可无明显大脑功能受损表现，也有可能出现认知、运动、情感等多种脑功能障碍，这是由于头颅容积小，限制了脑的正常发育，故易出现精神、智力障碍。对于伴有发育迟缓者，如能及早发现可行颅缝再造术，解除脑部压力。

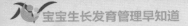
5 胸围

除了身高、体重、头围，胸围也是评价孩子体格发育的一个指标。

（1）胸围的意义及如何测量胸围

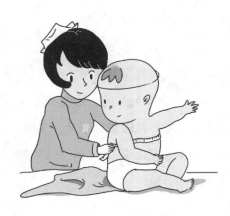

测量头围、胸围

胸围可以反映胸廓、胸背部肌肉、皮下脂肪和肺的发育情况。胸围小，发育慢表明营养状况不佳，肺活量低，氧气交换量少。婴儿大脑耗氧量很大，这会影响脑发育。

那么，如何给孩子测量胸围呢？家长用软尺从孩子乳头下缘开始绕经后背处的肩胛骨下角，绕一圈的长度即为胸围。取平静吸气、呼气的中间数值。

（2）胸围增长的规律

宝宝出生时胸围平均为 32 ~ 34 cm，比头围略小 1 ~ 2 cm。胸围同样也不是匀速增长，也是在生后第一年增长最迅速。1 岁时宝宝的胸围追赶上头围，约为 46 cm，数值等于头围。此后，胸围大于头围，差值约为年龄减 1 cm。

营养状况好，运动充足的宝宝胸围在一岁前追赶上头围，有些婴儿在 7 ~ 8 个月时胸围赶上头围，这样宝宝的肺活量大，肺部的气体交换量大，供给身体的氧气量充足，对大脑的发育十分有力。爬行有助于宝宝胸廓发育。相反，营养不良的孩子要一岁多甚至更大月龄胸围才能赶上头围。

6 坐高

3 岁以下宝宝用卧式量板测量顶臀长（即头顶到臀部的长度）。测量时将宝宝的小腿提起，使膝关节弯曲，臀部紧贴底板，大腿垂直底板，另一手移动足板，使其压紧臀部，记录数据即为顶臀长。3 岁以上儿童用坐高计测量坐高。让孩子坐在坐高计的底板上，躯干自然挺直，后背紧靠立柱，两腿并拢，大腿垂直于躯干。移动滑板使其与头顶接触，记录数据即为坐高。

坐高 / 身高的比值可以反映身材的匀称度，反映下肢发育情况。按照实际测量值计算，结果与参照人群进行比较，小于或等于参照值即为匀称，否则为不匀称。若坐高 / 身高的比值大于正常参考值，提示身材不匀称，要警惕存在内分泌及骨骼发育异常疾病。

三、生长发育其他相关项目

1 牙齿的发育

（1）出牙的时间

人一生中共有两副牙齿，即乳牙和恒牙。小宝宝出生时没有牙，仅有牙胚，被覆盖在牙龈的下面。有的宝宝出牙比较早，可能 4 个月就出牙了，家长常常看到自家的孩子不长牙很是着急。需要知道的是，宝宝乳牙萌出的时间个体差异很大，大多宝宝生后 4 ~ 10 个月左右乳牙开始萌出，所以只要在这个时期出牙都是正常的，但如果宝宝到 1 岁时还没有出牙，就要考虑是出牙延迟，得及时到医院就诊了。恒牙萌出的时

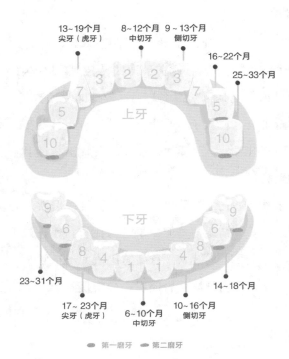

13~19个月 尖牙（虎牙）　8~12个月 中切牙　9~13个月 侧切牙

16~22个月

25~33个月

上牙

下牙

23~31个月

14~18个月

17~23个月 尖牙（虎牙）　6~10个月 中切牙　10~16个月 侧切牙

● 第一磨牙　● 第二磨牙

牙齿发育

间大约为 6 岁。

（2）出牙的顺序

一般情况，乳牙萌出顺序为下颌先于上颌，由前向后。最开始萌出的下正中切牙，然后依次为上正中切牙、上侧切牙、下侧切牙、第一乳磨牙、尖牙、第二乳磨牙。乳牙出齐为 20 颗，大约在 2 岁半左右出齐。大多数孩子 6 岁时在第二乳磨牙后面萌出第一恒磨牙，同时开始换牙。12 岁时萌出第二恒磨牙，17 ~ 18 岁以后萌出第三恒磨牙（智齿），也有一生不出智齿的。恒牙一般 28 ~ 32 颗。

（3）怎样促进牙齿萌出

前面我们提到，小宝宝出生时没有牙，仅有牙胚，但已经骨化，被覆盖在牙龈的下面。所以要想促进牙齿萌出，我们可以找些偏硬的东西让宝宝咬，比如牙咬胶、磨牙棒。辅食也不能一直过于细致，同时要保证宝宝营养充足，尤其是钙营养良好，让宝宝规律服用维生素 D，奶量充足。

（4）乳牙的保护

儿童龋病（龋齿）患病率很高，进展快，危害大，等到孩子的牙变黑了、出现牙洞了，或者吃东西时牙疼了，这时候家长才想起来牙齿保护就显然已经晚了，所以在最初就做好乳牙的保护是十分重要的。那么具体该怎么做呢？

首先，要养成良好的口腔卫生习惯，吃完东西后一定记得让孩子温水漱口，清洁口腔内食物残渣。只要牙齿萌出了就要保护，对于小婴儿的牙齿，妈妈可以用纱布蘸淡盐水擦拭；1 岁后可以用特制的婴儿硅胶牙刷刷牙；3 岁的孩子要学会正确的刷牙方式，坚持每天早晚刷牙。其次，要改善不良的饮食习惯，不要吃过于黏的食物，控制甜食，少吃零食，不要让食物在口腔中停留时间过长，正确合理的使用奶瓶，不要含奶瓶入睡。此外，要带孩子定期到医院进行口腔检查，及早发现龋齿，尽早治疗。

不少家长认为乳牙最终要被换掉，所以即使有龋齿也无所谓，不用治疗，这是非常错误的。要知道乳磨牙要到 11 ~ 12 岁才掉，磨牙是咀嚼食物最重要的牙齿，患龋齿多年不治疗影响食物咀嚼，孩子损失巨大，此外还会影响恒磨牙的萌出。

2 囟门

囟门，相信家长们对这个名词都不陌生，因为小宝宝在体检时医生总会在脑顶摸一下。那么囟门到底是什么？下面，我们就一起来了解一下。头颅主要是由额骨、顶骨、枕骨组成，颅骨之间小的缝隙称为骨缝，大的缝隙称为囟门。位于头顶上的菱形缝隙称为前囟，位于枕后的

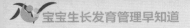

三角形缝隙称为后囟。

（1）出生时囟门有多大

前囟的大小指的是菱形对边中点的连线距离。宝宝出生时为1.5～2cm，之后随着头围增长稍有增大，6个月以后逐渐骨化缩小。后囟出生时很小，大约0.5cm。

（2）前囟门何时闭合

前囟门闭合的年龄个体差异较大，有的宝宝可能1岁就闭合了，但也有的宝宝闭合得比较晚，2岁时大多数宝宝的前囟闭合。也有少数宝宝前囟门闭合较早，甚至6～7个月就闭了，只要头围及智力发育正常就不必过分担心。但需要监测头围及发育进程。

（3）前囟门迟闭就是佝偻病吗

前囟门闭合晚要同时结合其他临床表现综合判断分析，比如是否存在颅骨软化、方颅、头围明显增大、鸡胸、漏斗胸、肋骨串珠、"O"型或"X"型腿等，不能以单纯的前囟迟闭就判断为佝偻病。

（4）囟门大是病吗

囟门大小和囟门闭合时间一样，是存在个体差异的。囟门大有可能是疾病状态，比如佝偻病、脑积水、甲状腺功能减低等，但有的宝宝只是单纯囟门偏大，没有其他异常表现。所以，要及时带宝宝到医院检查，医生要结合宝宝的综合情况进行判断。

（5）后囟门闭合的时间

宝宝后囟门出生时就很小，所以很快就闭合了。一般于出生2～3个月后囟门闭合。

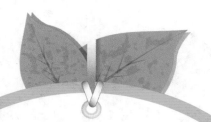

影响孩子生长发育的因素

影响孩子发育的因素有：疾病、营养、环境、遗传、出生大小、心情等。本章还就孩子生长发育过程中最容易出现的 8 个问题进行了详尽的解答。

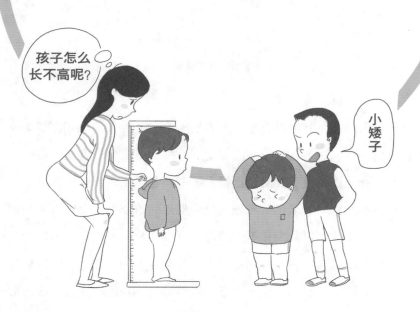

一、哪些因素会影响孩子的生长发育？

1 常见疾病

总生病就会影响孩子生长发育，这比较容易理解。在这里跟大家仔细说说。我们大致将影响生长发育的疾病分为两大种类型，一种是内分泌疾病，一种是非内分泌疾病。前者不常见，比较难理解。那我们就先介绍后者。

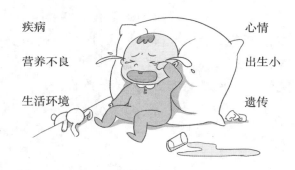

疾病　　　　　　　　　　　心情

营养不良　　　　　　　　　出生小

生活环境　　　　　　　　　遗传

影响生长发育的因素

（1）消化系统疾病

各种原因的慢性腹泻都会导致营养物质的大量丢失。比如，婴幼儿期牛奶蛋白过敏。对于人工喂养的婴幼儿，牛奶是重要的甚至是唯一的食物来源，如果消化道不能耐受，发生腹泻，甚至便血，时间长了，肯定会影响生长发育。所以，首先强调母乳喂养的重要性。全球有大量文献证明，母乳喂养可以减少孩子今后发生过敏性疾病的风险。当然母乳的其他好处就不在这里说了。那对于不能母乳喂养的，如果高度怀疑牛奶蛋白过敏，就需要在医生指导下选用水解奶粉。其他造成慢性腹泻的疾病还有炎性肠病、蛋白丢失性胃肠病等。

各种原因造成的肠坏死、肠梗阻可导致孩子必须做肠切除手术。切掉的肠子越多，剩余的就少，肠吸收功能就大受影响。最终使得生长发育受影响。

（2）呼吸系统疾病

反复呼吸道感染、先天性支气管、肺发育不良、肺纤维囊性变等。除了治疗药物对消化道的影响，肺功能的减低，还会影响心脏功能，进而造成身体供氧不足，消化能力必然减弱，食欲差，食量小，营养物质摄入不足。同样，延伸到某些先天性心脏病，心功能异常，供氧不足，消化道功能减弱。

血液系统疾病、恶性肿瘤、慢性肾脏病、神经系统疾病等均可以引起生长发育落后。

2 营养不良

目前狭义的营养不良定义是：能量、蛋白质及其他营养素摄入不足或吸收障碍，引起的身体组织、形态及功能方面出现明显异常的一种营养状态。营养不良是一个结局，原因有多种，任何较长时间造成摄入少、排出多、消耗多的疾病，都可能发生营养不良，从而引起生长发育落后。

3 生活环境

贫穷、食物匮乏、生活环境恶劣、常年战乱等，都会对身心健康造成危害，特别是对生长发育期的孩子影响非常大。

4 遗传

遗传对身高的影响可以占到70%。婴儿的生长速率大约在2周岁时开始稳定在生长曲线的某一百分位线上，此后基本保持不变，此时

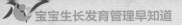

的身高与其双亲平均身高的相关系数（r）可达 0.7 ~ 0.8。并且，在青春期快速生长阶段，身高的突增时间及突增高度也受到遗传影响。

5 心情

在这里，我们提到一个概念，即精神心理性身材矮小。它是与运动和个性上的心理剥夺有关的综合征。它常发生在结构混乱的家庭中，如父母离异、孩子与监护人关系不正常、父母有精神心理疾病等。孩子常有食物被剥夺，严重被忽视和受虐待，尤其性虐待和身体受摧残等情况。这种孩子可以有精神状态不正常，语言、智商发育落后，身高体重落后，青春期发育延迟等。由此可以看出，给孩子营造出温馨的家庭环境是多么重要。

6 出生小

包括小于胎龄儿及适于胎龄儿。前者是指出生时的体重低于同胎龄、同性别平均体重的第 10 百分位，也称之为宫内发育迟缓。后者多指早产儿。大部分这类孩子可以出现生后的快速追赶，至 1 ~ 2 岁，可以达到正常身高，但大约有 10% ~ 15% 的这类孩子，特别是小于胎龄儿，不出现生后的充分追赶，造成终身高的矮小。出生过小，其原因有母体的因素，比如母亲疾病、吸烟、酗酒、感染等。有胎盘问题，如胎盘过小、钙化、梗死、断裂。有脐带的问题，比如脐带过细。有胎儿的问题，如染色体异常、基因突变、先天遗传代谢病、感染、多胎等。

7 内分泌疾病

（1）小于胎龄儿

就是前面刚刚讲过的出生小，这属于内分泌疾病，原因是这种孩子生长激素分泌状态异常，包括生长激素分子量异常、生长激素分泌时相异常等。另外还有生长因子（IGF-1）产生不足，这些都导致孩子矮小。

（2）生长激素缺乏症

这是最容易理解的比较常见的内分泌疾病。生长激素，顾名思义，用于长个子的激素，如果缺乏，就会影响长个子。生长激素是脑垂体分泌的，当然还受到下丘脑的指挥，所以这两个部位出问题，都会造成生长激素缺乏。这个病分为原发的和继发的，出生时常有因各种原因造成的缺氧，包括胎位不正。出生身长体重正常，之后逐渐生长缓慢，1岁左右开始可以看出矮了，之后会更加明显，身高低于正常同龄儿生长曲线的最低值。孩子智力正常，面容幼稚。内分泌专业医生会有针对性地检查，包括骨龄、生长激素、生长因子、甲状腺激素、垂体核磁等。一旦确诊该病，就需要用生长激素补充替代治疗。

（3）甲状腺功能低下

这也是儿科最常见的内分泌病之一。甲状腺激素是由甲状腺分泌的，甲状腺位于人体的颈部前面。甲状腺发育有任何问题，都可能造成甲状腺激素分泌异常。它也受脑垂体和下丘脑的指挥，当然也就会因他们发育的异常而受到"连累"。甲状腺激素的作用有很多，主要是促进中枢神经系统发育、身高增长。甲低是可控的致残性疾病，主要是智力落后。所以政府要求所有新生儿出生时都做甲状腺激素的筛查，可以做到早诊断早治疗，补充甲状腺素即可正常生长发育。当然有些后天因素造成甲状腺激素分泌不足，从而造成矮小。疾病早期比较难发现，可以表现为，甲状腺肿大（颈粗、有结节等），皮肤干粗，便秘，不爱活动，不爱说话、不活泼等。等到矮小了，病史往往已经很长时间了。

（4）染色体疾病

比较常见的是特纳综合征，为先天性性染色体不同程度缺失。除了影响性发育，性染色体是带有促生长的基因信号，如缺失，即可影响长个子。

（5）性早熟

包括中枢性性早熟和非中枢性性早熟。有些患儿，由于性腺发育提前启动，性激素促进骨骺增长加速，超过年龄，骨骺闭合年龄提早，身高增长提前结束，最终身矮。

二、孩子生长发育中的问题

1 **我的孩子个子在班里最矮，有问题吗**

生活在同一个集体里，最容易对比身高，能最直观的反映孩子的身高差异，因此也是家长们最容易提出的身高问题。那么，在班里最矮，

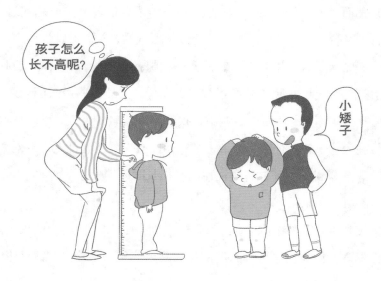

个子矮的烦恼

就一定有问题吗？这就需要专业的数据来判断。这里所说的专业数据是指目前每个国家都有不同年龄、不同性别的正常儿童生长数据范围，这些数据连接成曲线表。有身高、体重、头围、体块指数等。随着经济条件及社会的发展，人的生长趋势有变化，所以这些数据每10年左右就要更新一次。所以医生会用我国的生长曲线表来看看你的孩子是否在曲线范围内，如果不在范围，则需要进一步判断，通过病史、查体、化验检查。所以不是说班里最矮，孩子就会有问题。家长也可以对照曲线图初步看看孩子是否异常。

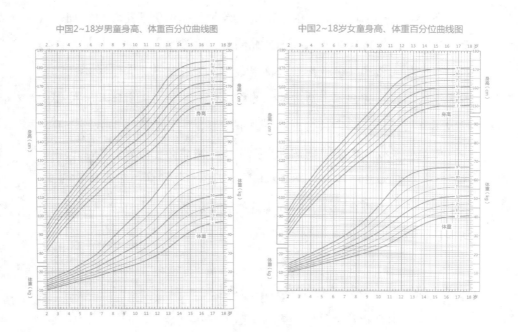

中国2～18岁儿童身高、体重百分位曲线图

2 爸爸妈妈都不矮，孩子为什么矮

关于家族遗传史，不是单指父母，还包括父母的家人。所以，医生在问家族史时，还有比如爷爷、奶奶、姑姑、姨等。如果他们当中也有矮身材的，男性低于等于 160 cm，女性低于等于 150 cm，都作为遗传性身矮的重要依据。

3 医生诊断生长激素分泌减少，可我觉得就是吃饭不好、睡眠不好造成

对于生长激素缺乏症的孩子，唯一的治疗方法是补充生长激素。而目前生长激素都是针剂，也就是注射治疗，并且是 365 天每天打针。虽然现在已经生产出每 7 天注射一次的长效剂型，但仍然是注射针剂，且费用昂贵。治疗持续时间至少到骨骺闭合，也就是人不能再长高了。因此对于家长和孩子来讲，都很难接受现实。因此就认为孩子长不高都是因为吃饭不好、睡眠不好造成的。当然，进食不好、营养不良，使得生长因子分泌不足，对生长有影响；睡眠不好，生长激素夜间分泌峰值减少，使得生长受到影响，但实际上孩子生长激素分泌正常。而生长激素缺乏症是一种疾病，并不是营养不足、睡眠不足造成的。生长激素缺乏，食欲往往不好，进食量少，是因为这类孩子胃肠道动力都差。补充生长激素后，进食明显好转。

4 孩子几岁开始青春期发育合适呢

也就是青春期发育的年龄。年龄的界定都是人为的，不存在确定的正常或不正常，都是一个范围。确定青春期开始的身体标志也受到观察者的主观影响。女性，一般认为其乳房开始发育为青春期的开始，但是有些孩子会有单纯的乳房发育，而性腺（卵巢）没有发育，即青春期并没有真正开始。即使卵巢发育了，也不一定是真正的青春期开始，可

能是卵巢肿瘤。真正的青春期发育是下丘脑－垂体－性腺轴的启动。在男性身上，一般认为睾丸容积达到 4 ml，是青春期开始的标志，但是很少能够及时发现开始发育的状态。月经初潮是比较容易判断的青春期状态，但初潮时，已经达到青春期发育的后期。男性遗精，也是明确发育的状态，类似于女孩月经，但是也到了发育的后期。说了这么多，并没有能够明确回答该几岁开始青春期

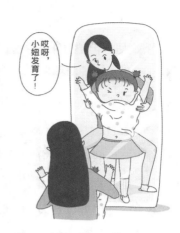

青春期发育

发育。那么我们就根据国情，规定了什么时候发育是不对的，即性早熟。我国目前定义，女孩 8 岁前出现第二性征为异常，即性早熟；男孩 9 岁或 9 岁半之前发育为异常，即性早熟。因此，青春期发育的年龄，就可以理解为女孩 8 岁以后，男孩 9 岁或 9 岁半以后。当然，随着经济的发展，物质的丰富，青春期开始发育、月经初潮、遗精的年龄逐渐变早，但总体终身高是增高了。

5　1岁女孩出现乳房发育，是性早熟吗

我们时常会看到 1 岁左右的婴儿有乳房发育，引起家长的恐慌。实际上，大部分的 0 ~ 2 岁的婴儿的乳房发育属于微小青春期，不是真正的早熟。微小青春期（mini-puberty，或 minipuberty），见于医学上性腺稳定器学说。该学说认为，下丘脑－垂体－性腺轴（HPGA）之间的负反馈联系在新生儿和婴儿早期已经建立，但其抑制功能尚不成熟。此时，促性腺激素（Gn）呈高分泌状态可似青春期水平，使得婴幼儿出现乳房发育，故称为"微小青春期"。 这种情况可持续到 2 岁，人体性腺轴的调整才开始处于稳定的抑制状态。经过医学

检查，这种孩子骨龄正常、FSH可能增高，雌激素可能增高，子宫可能增大，但它不同于真正的性早熟。乳房发育会随着性腺轴的抑制作用成熟而消退。

6 怎样诊断性早熟呢

这里我们主要分析中枢性性早熟，即真性性早熟。首先要有年龄上的界定，即女孩8岁前出现第二性征（乳房发育），男孩9岁或9岁半之前出现睾丸发育及阴茎增大。实验室检查，骨龄大于年龄1岁以上，女孩超声显示卵巢增大，卵泡增大，子宫增大。化验检查显示促性腺激素增高，性激素增高。当然，以上的检查及综合判断，都需要由内分泌专业医生去做。

7 性早熟都有哪些原因呢

首先我们将性早熟分为两大类：中枢性性早熟和外周性早熟。

（1）中枢性性早熟

1）中枢神经系统异常（器质性病变）

先天性：蛛网膜囊肿、脑积水、下丘脑错构瘤、鞍上囊肿、先天性脑发育不良等。

获得性：脑脓肿、化疗或放疗后、中枢神经系统炎症、外伤、颅脑手术后。

肿瘤：生殖细胞瘤、颅咽管瘤、星形细胞瘤、胶质瘤等。

颅内可逆性病变：脑脓肿、脑积水。

2）特发性中枢性性早熟

通过检查还不能确定原因的早熟，比如上述的这些原因都不是。这种情况占绝大部分，特别是女孩的早熟中占到80%～90%，但是男孩的早熟，肿瘤的比例要高一些，需要定期监测头颅的影像检查。

３）其他

比如原发性甲状腺功能低下，如果病情较长时间得不到治疗，也会发展成真性早熟。

（２）外周性性早熟

包括卵巢肿瘤、产生性激素的肾上腺皮质瘤、异位分泌 HCG 的肿瘤、MAS 综合征、外源性雌激素摄入（误服避孕药等）。

（３）先天性肾上腺皮质增生症

8 性早熟有哪些危害呢

这里主要还是讲特发性中枢性性早熟。

一是由于性激素的提前或不恰当的分泌，造成骨龄增大，骨骺提早闭合，造成终身高不高，但并非所有的性早熟都会造成成年矮身材。这还取决于早熟的性质及进展速度。所以也并非所有的性早熟都需要治疗。当然，这必须依赖于专业内分泌医生的判断。

二是青春期过早发育，可能会造成孩子心理发育与身体发育不匹配，出现心理问题，但也因为性心理不会早熟，因而也不会有自发的性行为表现。除了对心理影响，近年来发现，早熟患儿成年后乳腺等雌激素敏感的靶器官的肿瘤发生率增加，可能与他们对雌激素的敏感性高有关。

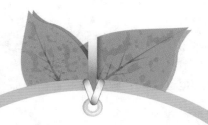

睡眠——婴幼儿健康成长的关键

睡眠对孩子生长发育的重要性毋庸置疑，但是怎么让宝宝睡个好觉呢？如果长时间睡眠不足，会对宝宝产生什么样的影响呢？本章还会教你一些"催眠"方法，帮助宝宝睡得又快又好。

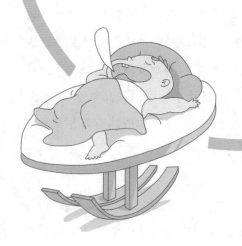

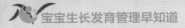

一、宝宝睡得好，才能长得好

有的家长朋友也许会问：睡眠对宝宝真的那么重要吗？睡不好有什么后果呢？我的宝宝睡多久才合适呢？

1 宝宝睡眠的重要性

睡眠是一种主动的生理过程，受管理睡眠和觉醒的中枢神经系统中某些特定部位的控制。睡眠的生理意义是多方面的。首先，睡眠有助于消除疲劳、恢复体力。这是由于睡眠时体温、心率、血压下降，呼吸减慢，使机体的基础代谢降低的缘故。其次，睡眠有助于保护大脑、恢复精力。这是因为在睡眠状态下大脑的耗氧量大大减少，有利于脑细胞能量的积聚。再次，睡眠还有助于提高机体的免疫力、增强机体的抵抗力。而对于宝宝来说，睡眠还有促进生长发育的特殊意义。在婴幼儿期，儿童的脑细胞还处于不断的发育成熟过程中，在这一期间内，充足的睡眠是脑细胞能量代谢的重要保障。因此，高质量的睡眠有利于宝宝的发育。另一方面，充足的睡眠也是宝宝体格生长的重要保障，因为宝宝体格生长所必需的生长激素只有在睡眠状态时才能达到较高水平的分泌。此外，正常的睡眠结构更是对中枢神经系统的发育和成熟有着非常重要的作用。

（1）睡眠与体格生长、神经系统发育相关

0～12岁是儿童体格生长的关键时期，非快速动眼睡眠是促进生长、消除疲劳及恢复体力的主要方式，另外非快速动眼睡眠期间脑垂体的各种促激素分泌增多。而对儿童生长发育至关重要的生长激素分泌的高峰是在每天22：00到凌晨1：00，早晨5：00到7：00，但如果说睡眠质量不能保证，睡眠缺乏引起生长激素分泌的下降，那么就有可能造成个子长不高、智力发育落后等。快动眼睡眠在神经系统发育中有重要作用，可促进脑发育成熟。婴幼儿正处于神经系统发育成熟的高峰，梦魇、呼吸暂停等睡眠障碍疾病也多出现于快动眼睡眠期中，使快动眼睡眠受到干扰，影响婴幼儿的神经系统发育。

（2）睡眠与肥胖相关

肥胖可引起睡眠呼吸障碍，睡眠呼吸障碍也可加重肥胖的形成，两个因素可以叠加危害儿童的身心健康。一方面，在肥胖儿童中，鼾症、睡眠呼吸暂停等呼吸道梗阻症状发生率明显高于一般儿童。打鼾、夜间呼吸困难、出汗、遗尿等是肥胖儿童常见的睡眠问题。肥胖也可引起儿童嗜睡、失眠等，这是由于肥胖者在能量消耗

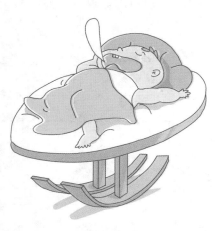

胖宝宝更易有睡眠呼吸障碍

过程中极易产生乳酸，使其感到疲劳，出现嗜睡症状。另一方面，随着睡眠时间的减少，儿童肥胖的风险增加。睡眠减少可导致体重指数增高，增加发生糖代谢异常、胰岛素抵抗、高血压等风险，也是肥胖儿童发生代谢综合征的重要因素。

（3）睡眠与情绪及行为相关

睡眠障碍能间接导致儿童强烈的睡前紧张、社交孤立、抑郁、自卑或具有攻击性等心理障碍。另外，相关研究报道睡眠呼吸暂停的患儿有认知缺陷及精神障碍，包括学习困难、注意缺陷和多动障碍。患有睡眠障碍的学龄儿童注意缺陷多动症的患病率明显高于正常儿童。

睡眠是人体生命的重要生理过程，儿童睡眠是早期发育中脑的基本活动，良好的睡眠对促进儿童的生长发育、增强机体免疫功能有重要意

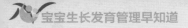

义。不论是家长还是临床医生，都应该认识到儿童健康睡眠的重要性。

表 1 不同月（年）龄段宝宝作息时间表

年龄	推荐的总睡眠时间（小时）
新生儿（0 ~ 3 个月）	14 ~ 17
婴儿（4 ~ 11 个月）	12 ~ 15
幼童（1 ~ 2 岁）	11 ~ 14
学龄前儿童（3 ~ 5 岁）	10 ~ 13
学龄儿童（6 ~ 13 岁）	9 ~ 11
青少年（14 ~ 17 岁）	8 ~ 10

2 长期睡眠不足的危害，比你想象的更严重

睡眠是每个人在生命中都必须满足的一种绝对需要，就像食物和水一样。科学家们研究发现，健康人能忍受饥饿长达 3 个星期之久，但只要剥夺睡眠 3 个昼夜，人就会变得坐立不安、情绪波动、记忆力减退、判断力下降，甚至出现错觉和幻觉，以致难以坚持日常生活中的活动。所以，良好的睡眠对每个人来讲，都是绝对必需的、不可或缺的生活需要。儿童的体格、神经系统处于生长发育阶段，睡眠是儿童生长发育的重要保证，睡眠不足、睡眠呼吸障碍都可能对儿童造成不可逆的伤害。根据美国儿科学会发布的关于儿童睡眠的科学指南，3 ~ 10 岁的孩子，每天总体睡眠时间应为 10 ~ 12 小时，越小的孩子，需要的睡眠时间就越多。但是，随着社会的发展和生活节奏的加快，我国儿童平均每天睡眠时间不足 9 小时（8.84 小时），与美国、意大利、瑞士等国家同年龄段人群相比，我国的儿童青少年平均睡眠时间约少 40 ~ 50 分钟，睡眠不足已成为当今危害儿童身心健康并影响学业成绩的社会问题，备受儿科睡眠医学专家的关注。

（1）睡眠不足更容易引发肥胖

儿童及青少年的肥胖症可引起高血压、心脏病、糖尿病、关节损害、呼吸障碍等疾病。近年来越来越多的研究表明，睡眠不足是除食物摄入量和体育锻炼外引起肥胖症的另一个危险因素。睡眠不足引起超重／肥胖的机制主要包括：导致调节食物摄入与能量平衡激素的异常分泌，如引起瘦素分泌减少及胃饥饿素分泌增加。通过多种机制引起高能量食物摄入增加、体育锻炼减少。总的来说，睡眠时间不足可以引起神经系统、内分泌系统等的改变，影响食欲与能量消耗，高热量食物摄入增加，体育锻炼减少，最终引起能量代谢失衡，导致超重／肥胖。

（2）睡眠不足影响身高

研究表明，孩子的身高 70% 取决于父母基因，30% 取决于后天环境因素。后天环境因素中，与运动和饮食相比，睡眠对身高的影响较大。0～12 岁是儿童生长发育、智力增长的关键时期，而对儿童生长发育至关重要的生长激素呈脉冲式分泌，其分泌高峰是在每天 22：00 到凌晨 1：00、早晨 5：00 到 7：00。如果睡眠时间和质量不能保证，引起生长激素分泌的下降，那么孩子有可能出现个子长不高等不可逆的损害。

（3）睡眠不足对学习记忆、认知和行为产生影响

充足、良好的睡眠是青少年身心健康发展的重要保证。睡眠参与了"记忆痕迹"由短期记忆向长期记忆的转化，尤其在快眼动睡眠（REM）期。睡眠障碍不仅阻碍儿童青少年的正常生长发育，还会影响其注意力、记忆力和学习能力，引起情绪、行为等一系列的改变。长期睡眠不足，可引起脑内神经递质系统的紊乱，使人产生疲劳、易激惹等不良情绪，还会出现思维紊乱及学习记忆能力等下降。

（4）睡眠不足影响运动的速度和耐力

有研究发现，睡眠不足是影响儿童运动速度和耐力表现的独立因素。睡眠对运动能力的影响机制主要包括减少机体耗能和促进体能恢复等。

睡眠的非快速眼动期对组织再生和生长至关重要，同时该阶段可以降低机体耗氧量。此外，睡眠可以增加蛋白质合成并调动游离脂肪酸提供能量，防止氨基酸分解代谢，对于肌肉损伤的运动人群的机体修复具有重要意义。多项研究发现，睡眠缺乏者运动的平均功率和峰值功率及平均冲刺速度均降低，主观疲劳感加剧。

3 睡眠质量高，学习能力好

有的家长抱怨说："我家孩子每天做作业直到半夜，可是学习成绩仍然没有进步。"可是仔细想想，孩子真的一直都在集中注意力做作业吗？事实上，成绩好坏不能单纯取决于勤奋，睡眠充足也是重要的因素，因为它直接影响人的智力、记忆力、判断力和创造力。睡眠质量包括质和量两个方面，对于儿童来说，睡眠质量不好，主要指睡眠时长不足以及睡眠过程中出现的一些睡眠障碍，在不同年龄阶段可能表现不尽相同，如梦游、磨牙、打鼾、失眠等。很多家长觉得孩子睡眠不好会影响孩子白天学习，但说不清为什么，那究竟为什么睡眠质量不高，会导致孩子学习能力变差呢？

（1）睡眠质量不高，学习成绩差

首先，睡眠不足会影响我们的记忆力。人的记忆力会受到深度睡眠时间长短的影响，如果没有快动眼睡眠或者快动眼睡眠期过短，白天学习的知识不能有效地转化为长时记忆。造成上述现象的机制可能是因为睡眠不足，脑部神经一直处于紧绷状，脑内海马体结构活动减少，而海马体结构承担着强化记忆的功能，即把信息从短期记忆转变成长期记忆，故睡眠不足可以影响记忆力。

其次，睡眠不足还会降低注意力、专注力、推理能力以及解决问题的能力，这些可导致学习效率降低。如果长时间睡眠不规律，孩子的听课效率、知识的接受能力也随之降低，成绩下降那是必然的。而睡眠充足的孩子，大脑思维活跃，能更好地把握知识点，也无需占用更多额外时间写作业，从而形成一种良性循环。由此可见，将学习与睡眠合理地安排好，不但能提高孩子的学习成绩，更能激发他们的创造性思维。

（2）如何提高睡眠质量

首先，家长应当调整好自己的作息时间，为孩子营造出规律、浓厚的休息氛围，保证孩子充足的睡眠时间，养成每天早睡的习惯。学龄期儿童每天睡眠时间约 9 ~ 11 小时；青少年时期，睡眠时间与成人接近，每天 8 ~ 10 小时。

此外，要培养良好的睡眠习惯。要注意身边的环境因素，保持环境温度及湿度适宜，尽量避免噪音干扰；睡前不要过度用脑，不能过度兴奋，不要做剧烈活动；睡觉前 2 小时不要喝咖啡，否则会导致精神兴奋。

良好的睡眠对于孩子的思维和学习能力起着重要作用，睡眠质量高了，才能有好的学习能力。缺乏睡眠则在多方面对孩子有着不良的影响。所以要注意保持良好的作息习惯，保证充足的睡眠，劳逸结合，毕竟睡眠质量高了，才能有好的学习能力。

4 小宝宝和大人同床，这些需警惕

宝宝与妈妈同床，方便照顾及喂奶，宝宝也更容易入睡。此外，母子的接触更加密切，如身体的气味、声音、语言等，更有利于刺激宝宝感官的发育，亦有利于建立良好的母子感情。但母婴同床也存在一些问题，如同床时产妇睡眠方式受限，也有新生儿受压的危险。因此，建议宝宝和大人在同一个房间的两张床上睡觉。如果受条件限制，宝宝和大人同床睡觉，应注意以下几个方面。

（1）床不能过小，被子不共用

如果床太小，不但大人会不舒服，翻身时还有压到宝宝的风险，更有甚者，可能因为没有床拦，宝宝被挤到床下导致摔伤。因此，建议一定要准备大一点的床。宝宝和大人共用一床被子时，如果大人睡姿不好，很容易把被子裹在自己身上，导致宝宝着凉。应将室温调节到自己感觉舒适的温度，避免给宝宝穿戴或覆盖厚重衣物或包裹过紧而限制宝宝手脚及头部的自由活动。建议使用睡袋或包被，包被不能高于宝宝的双肩。这样既不用和大人用一床被子，又能避免宝宝因为自己踢被子而受凉，还不会因被子掩住口鼻而影响呼吸。

（2）不要在床上放太多松软的物品，注意宝宝睡姿

床上用品应避免过于柔软，包括枕头、鸭绒被、棉被、羊皮毯等。如果宝宝睡在软床垫上或周围都是枕头和松软的被褥，容易发生窒息或过热。应使用硬的床面，床上不要摆放填充性玩具以及多余的床上用品。美国儿科学会建议无论白天、晚上，所有健康新生儿应以仰卧姿势睡觉。目前研究显示仰卧位睡眠对新生儿健康没有不利影响（严重的胃食道反流者除外）。虽然侧卧接近于宝宝在妈妈子宫里的姿势，一定程度上较仰睡能降低新生儿溢奶及误吸的概率，但有可能变成危险的趴睡，趴睡是新生儿猝死综合征的主要危险因素，所以建议新生儿仰卧位睡眠。

（3）避免吸烟喝酒

研究表明，如果宝宝和吸烟者同睡，出现婴儿猝死综合征的概率会高很多。酒精也会使人入睡后肌肉更加放松，有可能翻身压到宝宝都不知道。所以，和宝宝同睡者一定不要吸烟喝酒。

5 帮助小宝宝养成良好的入睡习惯

有的爸爸妈妈说，"这孩子非得抱在怀里才肯睡，我们得抱着把他哄睡了，才敢轻轻地把他放到床上去"，这是好的入睡习惯吗？

有的爸爸妈妈说，"我们孩子一定要开一盏灯睡"，夜间睡眠中开灯，这对孩子有影响吗？

宝宝睡觉时，喜欢把头蒙在被子里，这样睡有什么问题吗？

（1）培养独立入睡习惯

爸爸妈妈应该从小就给宝宝养成良好的入睡前习惯。首先，培养孩子独自入睡的能力，学会让孩子自己从清醒状态进入睡眠状态，学习自我平静和自我安慰，而不能给孩子养成抱着、拍着、边走边摇入睡的习惯。在 6 个月以后，生长发育正常、不是早产的、健康的小朋友就可以睡整宿觉，即使夜间醒来，可以轻轻拍拍，不要抱起，让宝宝继续睡眠，不需要夜间喂奶或喂水了。儿童与父母同床睡眠，容易发生意外伤害，且不利于其独立人格的形成。建议 1 岁以内的宝宝与父母同屋不同床，对于 1 岁以内的婴儿，应避免宝宝与家长同床睡眠，最安全的睡眠场所是靠近父母大床的安全婴儿床。等孩子长到 18 ～ 24 月时，就可从婴儿床过渡到小床，有条件的家庭可以让儿童单独一屋睡眠。3 ～ 4 岁的小朋友，睡前可安排 3 ～ 4 项睡前活动，如盥洗、如厕、讲故事等。活动内容每天基本保持一致，固定有序，要注意温馨而适度，不要让孩子太兴奋。活动时间控制在 20 分钟内，活动结束时，尽量确保儿童处于较安静状态。

（2）培养规律作息时间，做好入睡前准备

儿童需要有充足和良好的睡眠，才能健康成长。养成良好睡眠习惯的基础，是首先要培养规律的睡眠时间，儿童一般不要超过九点上床，年龄越小，入睡的时间越早。要让孩子晚上按时睡觉，习惯养成后不要随便变动时间。其次，要为孩子创造舒适的睡眠环境，如室内通风，环境安静，光线暗淡，使孩子产生睡意。入睡前不要让孩子运动得太剧烈，晚饭后少喝水，睡前先小便，并要脱去外衣，穿上柔软、宽松的睡衣。被褥要清洁舒软、干燥、厚薄适宜。需要注意的是，有的家长怕宝宝着凉，就给孩子穿上厚衣服或把衣服、被子紧紧地裹在宝宝身上。这都是不好的。穿太厚的衣服睡觉，会使孩子睡眠环境温度过高，不能进入深睡眠状态。而衣服或被子紧裹在宝宝身上，会使孩子肌肉不能放松，还可能导致呼吸和血液循环不通畅。

（3）不要开灯睡

很多家长为了方便给宝宝喂奶、换尿布会选择通宵开灯，或者因为宝宝怕黑，给孩子点个小夜灯，却不知道灯光可能会给宝宝带来伤害，更有可能影响孩子的生长发育。这是因为，灯光会缩短宝宝的睡眠时间，尤其是深睡眠减少，睡眠质量下降，而且容易惊醒，造成生长激素分泌不足，影响宝宝的发育。另外，当人夜间进入睡眠状态后，松果体会分泌大量褪黑素，褪黑素的分泌可以抑制人体交感神经的兴奋性，使血压下降，心率减慢，增强机体的免疫力，消除疲劳，如果孩子在睡眠过程中被过多的光线照射，会抑制褪黑素分泌，从而影响交感神经、副交感神经的平衡，并降低孩子的免疫功能。还有科学研究显示，开灯睡觉会使宝宝以后更容易近视，长时间开灯睡觉，眼睛内部神经和肌肉组织仍容易处于紧张的状态，从而刺激眼轴延长。因此，家长不要让孩子整夜开灯睡眠，如果护理需要，可以开一盏小灯，护理结束，应把灯关上。

（4）不要蒙着头睡

蒙着头睡觉的时候，随着棉被中二氧化碳浓度升高，氧气浓度会不断下降，时间长了，就会导致孩子缺氧，出现频繁觉醒、睡眠中断等情况，造成深睡眠时间短、睡眠质量差，还会出现醒后感到头晕、乏力。另外，被窝里面温度较高，儿童新陈代谢也很旺盛，这样会让孩子满头大汗，严重的还会造成孩子呼吸困难，或是窒息死亡。所以当家长发现孩子用被子盖着头睡觉的时候，要及时把孩子的头露出来，让孩子可以呼吸到新鲜的空气。

6 聪明妈妈让宝宝独立入睡的好方法

很多家长都会有这样的烦恼，孩子总是不愿意自己单独睡觉，想了很多办法还是不能说服孩子。其实让孩子独立睡眠有很多好处，既对孩子形成独立的人格、良好的自律性、更好的社会适应力非常有帮助，又有益孩子身体健康，培养孩子健康的性取向，还能促进父母的交流。那我们一起来看看聪明的妈妈都用什么方法来解决这个问题的吧。

（1）逐步培养独立入睡习惯

1岁以内的宝宝在夜里仍需要大人给予照顾，为了方便父母照顾，不一定马上要宝宝睡到另一间屋子里，可以采用由"独床"到"独睡"的方式，最好与父母同屋不同床。这样，可以让宝宝的心理有一个自然过渡，也可方便父母随时照顾宝贝。1岁～2岁可以适当尝试让宝宝独睡，这个阶段可按宝宝的心智发育和接受程度而引导，不可以强迫。4～5岁是孩子独立思想形成的关键时刻，这时建议最好让孩子独睡，更有利于孩子的成长。

（2）家长和孩子都要做好心理准备

对于让孩子独睡这件事，首先家长要明确态度，这是孩子独立的第一步。如果爸爸妈妈一看见孩子哭闹就心疼地放弃让他独睡，这样反而会娇惯了他，在宝宝哭闹时要让他自己去缓和。然后对孩子进行积极的心理暗示，鼓励和肯定孩子长大了，可以独立了，同时要让孩子明白分床睡是独立的表现，父母给予的爱不会变少，需要父母时，父母马上就会出现。同时也要让孩子明白房间是他自己的空间，自己的私密是被尊重的，父母对自己的爱也有增无减，那么孩子也会爱上独立睡觉。

（3）布置一个孩子喜欢的环境

爸爸妈妈可以为孩子布置一个孩子喜欢的而且舒适的睡眠环境，给孩子布置好他的小房间或者小床铺，尽可能地满足孩子的愿望。这样会让孩子觉得自己长大了，已有一片属于自己的小天地。和孩子一起布置他的房间，会让他更容易喜欢上自己的房间，从而更顺利地分房睡。

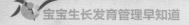
（4）睡前安抚

孩子刚刚开始独立睡觉，可能会缺乏一些安全感，睡前的安抚可以帮助孩子尽快入眠，还能给孩子安全感，包括抱抱孩子或者陪孩子看故事书，讲故事等，也可以播放一些柔和的音乐，营造一个轻松的氛围让孩子放松入睡。还可以采用给孩子准备小夜灯，以及不关房门等方法来增加孩子的安全感。如果孩子需要，可以给他找一个替代物，如让他抱着妈妈的枕头睡觉，或者抱着自己喜欢的娃娃睡觉等。

（5）宝贝做得好应及时给予鼓励

当孩子能单独睡觉的时候，可以和孩子沟通自己睡觉是否会遇到问题，记得及时说些鼓励的话，例如"宝宝真的特别棒，昨晚可以自己睡觉了"，这样的鼓励可以强化孩子的独立心理和行为，减少孩子由于最初分床睡觉带来的孤寂感，让孩子有信心和安全感继续自己睡。

习惯都是慢慢养成的，爸爸妈妈只要在各个环节细心去做，很快就可以和你的孩子一起度过这个"艰难"时期，让孩子自己爱上独立睡眠。

表 2　宝宝入睡前妈妈可以做的事

睡前安抚	增加宝宝安全感
和孩子安静地聊天	打开小夜灯
给孩子讲故事	不关房门
放一段柔和的音乐	宝宝睡着后再离开
让孩子拿着自己喜爱的玩具	夜间偶尔去房间看看孩子

二、影响宝宝睡眠质量的常见因素

1 失眠

有的妈妈会发现，宝宝还在蹒跚学步的时候就经常出现一些睡眠上的问题，比如说半夜经常自己醒过来或者半夜总是睡不着，睁着眼到天亮。有的孩子都到了快要上幼儿园的年龄，可还是个十足的"夜猫子"，每天晚上不到十二点就是不肯上床睡觉。这种"失眠"的睡眠习惯是怎么造成的？怎样帮小朋友改掉这个坏毛病呢？

（1）宝宝"失眠"事出有因

①宝宝一岁后，由于自我意识开始萌动，就不会再像以往那样，只要困乏就能马上入睡了。他们不仅白天精力旺盛，晚上到了睡觉时间，也会玩兴未尽，遇到父母阻碍时就会大哭大闹，不肯睡觉。②宝宝白天或临睡前如果过度兴奋、紧张，或是睡前看了兴奋、刺激的电视节目，都会让宝宝长时间处于兴奋状态，久久不能入睡。③白天睡太久了也会影响宝宝晚上的睡眠。大部分的宝宝在晚上睡不着的主要原因是白天睡得太多了。④宝宝半夜醒的时候太满足他的需求。这个时候宝宝其实就是想要一些东西，比如说想要你抱抱、想要玩玩具、想要吃奶或吃东西等，这时候如果太容易满足孩子的需求就会养成孩子半夜醒来久久不能再入睡的习惯。⑤不良的入睡方式。有的孩子晚上睡觉时，往往是家长抱着孩子哄睡着后再放在床上，或大人和孩子一起睡觉，使孩子产生睡觉依赖。⑥生理方面的因素，如晚饭吃得过晚或吃得过饱，也会使食物堆积在宝宝肠道里难以消化，造成宝宝入睡难和睡不安。⑦环境因素如睡眠环境中声音嘈杂、灯光太亮、室内过热过冷、湿度太大、床铺不舒适、房间太拥挤等都会影响入睡。⑧另外，家庭氛围不佳，如父母不和、

整天吵嚷、父母有不良的睡眠习惯等，也会影响宝宝，造成宝宝晚睡觉。家长本身生活没规律喜欢晚睡，或家里人多而杂，很晚了也有人来来往往，也容易给宝宝的睡眠带来不良影响。

（2）宝宝入睡难，怎样巧催眠？

宝宝入睡晚，容易影响宝宝的生长发育和身体健康，因此父母必须引起重视。①白天尽量让宝宝玩耍，并减少宝宝睡午觉的时间，尤其是在下午15：00点以后，尽量不让宝宝睡觉。可以多带宝宝到户外跑步、溜滑梯、爬竿和玩木马，让宝宝愉快地尽情玩耍，这样到了晚上宝宝才会很快产生睡意。②注意饮食卫生，睡前不要让宝宝吃得过饱，晚饭也不宜吃得过晚。晚上睡前半小时，可以给宝宝洗个热水澡，这样也有助于宝宝身体和心情放松，易于入睡。③每晚睡觉前，父母应为宝宝营造良好的睡觉环境，可在宝宝入睡前1个小时将电视和灯关掉。同时给宝宝讲故事或唱催眠曲哄宝宝睡觉，营造安静、和谐的睡眠环境，引导宝宝尽早入睡。④父母要为孩子营造良好的成长氛围，不当着孩子的面争吵，关系和睦，情绪稳定。父母要以身作则，养成

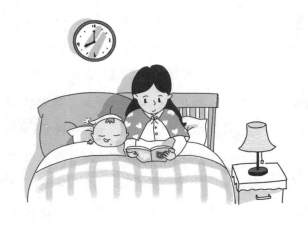

培养入睡好习惯

规律的生活起居习惯，不熬夜和睡懒觉，这样宝宝才能受到好习惯的熏陶。

2 梦游

一个 8 岁的小男孩，上小学二年级。近一年来，时而于夜晚 0：00 左右睡得迷迷糊糊时，从床上爬起，在屋内无目的走动或乱摸。5 ～ 10 分钟后自行上床或扶其上床入睡。次日问及昨夜情况，全然不知，白天无任何异常表现。家族中其表兄有过类似情况，未经治疗后恢复。这是怎么回事呢？

这种情况就是我们常说的梦游症，也称儿童睡行症，属于非器质性睡眠与觉醒障碍，大多发生于儿童。

（1）梦游儿童的特点

①这类儿童情绪不稳定，其梦游常在精神刺激或紧张状态下发生。②梦游时在熟悉的环境中行走自如。可以避开障碍物，但说话不连贯。③醒后对梦游的情景不能记忆。

（2）孩子梦游有哪些原因？

①心理社会因素：小孩梦游的发生与心理社会因素密切相关。常见的有日常生活规律比较混乱、环境压力大；白天精神过度兴奋或紧张，如在睡前看了令精神紧张和激动的电影、电视，听了恐怖离奇的故事；睡前和别人吵架、受委屈或遭到责骂，不良情绪没有及时缓解等；晚饭吃得过饱、睡眠过迟、枕头过高或过低；此外，家庭关系不和谐、亲子关系不好以及学习紧张都与梦游症的发生密切相关。②睡眠过深：如果孩子在生活中存在睡眠过深的情况也会出现梦游症，而白天过度劳累、经常熬夜以及睡前服用安眠药等因素均会促使睡眠加深，进而增加梦游症发生的概率。③遗传因素：小孩梦游症的发生与遗传因素有一定的关系。调查发现，如果家族中有阳性家族史，那么其后代发生梦游症的概

率就会比其他人略高。④发育因素：部分患有梦游症的孩子在生长发育期间该疾病会随着年龄的增长而逐渐停止，这说明梦游症可能是患者中枢神经系统没有发育完全而引起的，因此部分孩子在深度睡眠的状态下大脑会呈现出部分的觉醒时的运动，而这种情况在临床上就称之为梦游症。

（3）孩子梦游有哪些应对方法？

多数情况下，孩子到青春期之后，梦游的症状会自行消失。孩子发生梦游，关键是家长要保持头脑清醒，千万不要惊呼大叫惊醒孩子，而应迅速地、悄悄地帮助孩子脱离险境。最好的方法是家长将孩子领回床上，让孩子继续睡，轻语安慰、但要注意的是家长自身不要在孩子面前表现得太过紧张、担心，以免加重孩子的心理负担。

关于应对方法，最主要的是父母要做好安全措施：①把地面上所有的东西都清理干净，包括小块的地毯，将易碎的物品从孩子的卧室里清除出去。②在孩子的卧室门口安装感应门铃，这样当孩子离开自己房间的时候你就会知道。③在楼梯口安装挡门。④不要让你的孩子睡在双层床的上铺；考虑让你的孩子睡在一楼的卧室里。⑤锁上或者挡住厨房的入口及其他有危险物品的区域。⑥确保窗户、柜子以及淋浴门上所有的玻璃都是防碎的。

3 磨牙

在儿科门诊中，时常有家长来询问："孩子晚上睡觉磨牙是怎么回事，会不会是肚子里有蛔虫呢？"还有的家长给孩子喂了驱虫药，但仍然不见效，询问该怎么解决？

孩子磨牙要根据具体情况做具体分析。偶尔睡觉磨牙，可能是由咀嚼肌的异常运动引起的，不属于病态；如果经常磨牙，则是不正常的表现，应引起注意。

（1）孩子晚上睡觉为何老磨牙？

儿童夜间磨牙十分常见，据统计，14%～17%的儿童有夜间磨牙现象，每周1～4次不等。民间通常将夜间磨牙归罪于肠道寄生虫病，其实儿童夜间磨牙原因很多：①精神心理方面的因素：有专家认为，夜间磨牙是患儿对白天无法表达的愤怒、怨恨、紧张情绪的释放，该行为可能导致牙齿咬合障碍，引起睡觉磨牙。晚餐过饱、睡觉前进食过多、白天兴奋过度，特别是晚上看令人兴奋的电视剧，均可引起夜间磨牙。有时晚上蒙被睡觉过久，因大脑组织中二氧化碳积聚和氧气供给不足，也可引起夜间磨牙。此外，家庭不和睦、父母离异、家庭作业多，或者学习成绩不佳，遭到父母训斥，以及心理受挫、平素精神紧张、焦虑、身心疲劳等，也会引起夜间磨牙。②生理方面的因素：患有维生素D缺乏性佝偻病的孩子，常常会出现多汗、夜惊、烦躁不安等情况，也会引起夜间磨牙。还有一类磨牙多由蛔虫和蛲虫所致。蛔虫不仅掠夺人体的营养物质，还会刺激肠壁，分泌毒素，引起消化不良，脐腹周围隐隐作痛，以及出现失眠、烦躁和磨牙。牙齿排列不齐牙齿咬合关系不好，发生颞下颌关节功能紊乱，也会引起夜间磨牙。有学者发现儿童夜间磨牙与睡眠姿势关系密切，爱磨牙的孩子，夜间睡眠大多采取俯卧位，也就是说，头面部贴在枕头上"趴着睡"，而且积习难改。采取俯卧睡姿为什么会引起磨牙呢？因为俯卧时面部贴在枕头上，鼻孔和嘴巴难免部分受堵，妨碍呼吸，而且胸部贴紧床面，会阻碍胸廓扩张，势必影响其肺活量，引起身体缺氧，体内二氧化碳滞留。脑组织对缺氧尤为敏感，必然影响大脑皮质和皮质下中枢的功能，产生局灶性兴奋灶，导致阵发性咬肌痉挛，颞颌关节肌肉和韧带收缩，出现睡眠中磨牙的现象。

（2）孩子睡觉磨牙的害处

儿童夜间磨牙，久而久之可以导致牙齿磨损、松动和牙周病，甚至造成颞颌关节功能紊乱。夜间磨牙还使大脑得不到充分休息，患儿次日

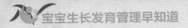

白天感到精神不振、困倦、注意力不集中，势必影响学习。

有调查显示，随着磨牙频率增加，孩子心理健康会受到影响，变得越来越孤僻，不愿意与别人交往。因此不要把儿童夜间磨牙不当一回事。

（3）孩子睡觉磨牙怎么办？

对于儿童夜间磨牙，应查明诱因.采取相对应的治疗措施。①如果系精神因素引起的，如平时管教过严，动辄加以训斥与体罚，心理压力过大，超出儿童承受能力，导致其精神焦虑，或者平时学习过分紧张，生活环境不适应，就应当进行调整和心理疏导，以解除其精神上的压力，同时应改善其生活环境。②因上下牙咬合不正或牙周病引起的，可以请口腔科医生矫治；因身体缺乏维生素 D 和钙引起的磨牙，宜予以补充，同时多晒太阳，以促使皮下组织中化学物质 7- 脱氢胆固醇转化为维生素 D，利于钙的吸收。③孩子晚餐不要吃得过分饱，特别是睡觉前 1 小时别大量进食；晚上不要进行剧烈活动或嬉戏过度，也不要看使人兴奋的电视节目，以免大脑过度兴奋而影响安眠。对于那些平时喜欢俯卧睡的儿童，应纠正不良姿势，使他们养成仰卧或侧卧的习惯，这样夜间磨牙就会消除。④对于顽固性夜间磨牙的患儿，可以在医生指导下于睡前服用小剂量镇静剂，以降低大脑皮质的兴奋性，抑制夜间磨牙。一般只需短暂使用数日，就可收到很好的效果。

4 晚睡

宝宝一定要保证足够的睡眠，才能够有利于身体的发育，但是在生活中有很多的婴幼儿，他们每天晚上都要熬到很迟才会睡觉，这种情况会让家长非常的担忧，那么宝宝晚睡是什么原因呢？怎么应对呢？

（1）宝宝晚睡的原因

①白天睡眠过多。有些孩子在白天睡的时间过多，这种情况就会导致晚上在该入睡的时候却睡不着，形成睡眠黑白颠倒的情况。②有的家

长习惯在睡觉之前逗玩孩子，和孩子玩一些比较刺激的游戏，这种情况下容易引起孩子久久不能入睡。③有的父母晚上喜欢开着电视，而电视里一些吵闹的声音就会严重地影响到孩子的睡眠。④睡前饮食错误易引起腹部出现不适，包括胀气疼痛等，这样都容易导致宝宝不想睡觉，或者睡觉睡得不安稳。

（2）怎么让宝宝告别晚睡的现象呢？

晚睡除了可能造成孩子躁动爱哭闹，个性怯懦，缺乏行动力，意志力薄弱，影响神经系统发育，影响智力发展，还会伤害孩子的心脏，埋下将来发生心血管疾病的种子，也会让孩子长不高，甚至性早熟。因此，对于孩子的晚睡现象，家长必须重视。

①养成规律睡眠的习惯。不是累了才要睡，而是时间到了就必须睡。早睡早起很重要。有的家长认为孩子晚点儿睡没关系，第二天晚点儿起床，保证足够的睡眠时间就行了。实际上，这种观念也是错误的，因为生长激素主要在前半夜分泌得多，即 22：00 以后，如果孩子晚上22：00 ~ 0：00 才睡觉，就错过了生长激素分泌最旺盛的时候。②营造良好的睡眠环境。哄宝宝入睡时，要把灯光调暗，室内不要留太多人，室内温度合适，让宝宝能够在安静的环境下轻松入睡。③做好适当的睡眠前准备。睡前不让宝宝过于兴奋。睡前要调整好宝宝的情绪，不能让宝宝过于兴奋，否则会延长宝宝的入睡时间，入睡后也容易做梦。睡前不让宝宝过饱或饥饿。太饱和太饿，宝宝都会睡不踏实。厚薄适中的被褥、宽松的衣服也会有助于宝宝良好的睡眠。④必要时及时就医。如果孩子出现了久久不能入睡，并伴有一些烦躁，出汗，大哭等症状，那么就有可能是一些急性的病症引起的，需要尽早就医。⑤重视孩子个体差异。孩子每天所需睡眠时间的个体差异较大，如果有的孩子睡眠时间虽然较之标准时间要少，但精神、情绪和生长发育都很正常，家长也不必过于教条，强求孩子，这样反而会影响孩子的情绪和睡眠质量。

5 梦魇

很多孩子都有过睡梦之中梦魇的经历。梦魇之时，人的头脑常常是清醒的，可是身体四肢却往往不听使唤，感觉到有千斤重物压在身上、难以动弹，几经挣扎才会完全清醒过来……这种情况民间俗称"鬼压身"。"鬼压身"的名字虽然是迷信所致，却道出了人们对于梦魇的不解和恐惧。如果孩子睡觉经常发生梦魇，经常半夜惊醒，是会影响睡眠质量和身心健康的。那么，孩子为什么会发生梦魇，家长又该如何是好呢？

（1）孩子为什么会发生梦魇？

一般来说，梦魇绝大多数是因为睡姿不正确，尤其是枕头过高等引起的。趴着睡、蒙头睡、盖的被子过厚，或者手放在胸口上、晚饭过饱、日间精神过度紧张，如孩子白天看了恐怖片，或者遇到很恐怖的事情等，也可引起梦魇。

此外，身体不舒服，如肠道有寄生虫、呼吸道感染时，孩子一般会梦到腹部被人用刀割或喉咙被人用手卡住等，也会产生梦魇。

（2）孩子发生梦魇，家长该如何是好？

梦魇一般不需特殊治疗。发作频繁者应了解其心理因素，有针对性地给予心理治疗。同时要进一步检查有无心血管系统疾病、哮喘、消化道疾病等身体疾病，必要时在医生的指导下服用药物治疗。

让孩子保持愉快的心情，白天心情愉快的话晚上也不会做噩梦了，入睡前我们可以让孩子多想想快乐的事情，不要去想不高兴的事情，让孩子轻松愉快的入睡，这样就不会做噩梦了。

孩子发生梦魇时，尽量把孩子叫醒。梦魇和夜惊是不同的，夜惊往往处于深睡眠的时间，所以不一定要把夜惊的孩子叫醒。夜惊的孩子表现出很恐惧，家长可以通过肢体或语言的安抚，不一定要把孩子叫醒，但梦魇是在梦中，孩子醒不来的时候自己是很恐惧，所以发生梦魇，家长要尽量把孩子叫醒，叫醒后安抚他，然后重新进入睡眠，让他不用继续那个噩梦。如果没醒，这个噩梦还是会继续，问题就解决不了。

三、睡眠与疾病

1 鼾症

孩子打呼噜到底是不是病？需不需要治？在我们的日常生活中，不少家长看到孩子夜间打呼噜，就认为孩子睡得香甜，其实这种观点是错误的。其实"打呼噜"医学上叫"小儿鼾症"，有时是一种病，要

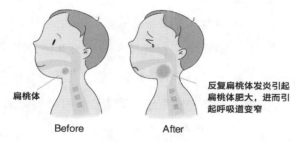

扁桃体　呼吸道　　呼吸道　　反复扁桃体发炎引起
扁桃体肥大，进而引
起呼吸道变窄

Before　　　　After

上气道阻塞致"小儿鼾症"

及时带孩子到正规医院就诊，及时医治，以免影响孩子的生长发育。有些打鼾的小朋友，会因为部分或完全性上气道阻塞而导致睡眠中缺氧，而出现生长发育迟缓、心肺功能异常、神经损害、行为异常等表现。如果出现上述情况，在医学上则被称为阻塞性睡眠呼吸暂停综合征（obstructive sleep apnea syndrome, OSAS）。

（1）到底什么原因会引起孩子出现阻塞性睡眠呼吸暂停综合征

现在普遍认为有以下几个原因：上气道的解剖结构异常导致气道不同程度的狭窄，包括①鼻腔及鼻咽部狭窄：包括慢性鼻炎（感染性、过敏性）、鼻中隔偏曲、鼻甲肥大、鼻息肉、后鼻孔闭锁及鼻腔肿物、腺样体肥大等，这些都会引起鼻腔阻塞，其中腺样体肥大是最常见的原因。②口咽部狭窄：常见的如腭扁桃体肥大、软腭肥厚、咽侧壁肥厚、舌根肥厚、舌根后缩等均可引起口腔及咽喉部的狭窄。③喉部：先天性喉软化、喉蹼、气管闭锁等，比较少见。④先天性疾病及发育畸形：如小颌畸形、颅-面畸形、舌根囊肿或异位甲状腺、鼻咽闭锁、软骨发育不全性侏儒、黏液性水肿、颈椎畸形等；上气道扩张肌及张力异常，主要表现为口腔、咽部及周围肌肉无力，或全身肌无力表现的疾病（唐氏综合征，神经肌肉疾病）等；其他如儿童肥胖、使用安眠药物、喝酒等，此外遗传原因也会导致阻塞性睡眠呼吸暂停综合征。

（2）那么，除了打呼噜，小儿阻塞性睡眠呼吸暂停综合征还有其他哪些症状呢？对孩子的身体又有哪些危害呢？

细心的家长可以看到，除了打呼噜，有些患儿还会出现张口呼吸、憋气、睡眠中反复惊醒、肢体频繁翻动等。这些儿童还有可能出现尿床、夜间多汗、睡姿异常、反复呼吸道感染等表现。打呼噜时间久了，就会出现注意力不集中、多动、记忆力下降、学习成绩下降、行为异常、认知功能出现问题等，甚至可能出现生长发育迟缓、高血压、心脏扩大、肺心病等严重情况。

（3）怎样才能知道孩子是不是患有阻塞性睡眠呼吸暂停综合征呢？

观察到孩子打呼噜之后，我们还需要进行一些检查，如多导睡眠监测（被认为是诊断阻塞性睡眠呼吸暂停综合征的金标准）、纤维鼻咽镜（是目前常用的检查上气道狭窄的方法）等。

（4）确诊了小儿阻塞性睡眠呼吸暂停综合征，该怎么治疗呢？

儿童的病因与成人不同，因此治疗方法差别很大，必须结合病情进行合理治疗。通常治疗分为手术和保守治疗两种。手术治疗一般指腺样体切除术和扁桃体切除术，这是儿童阻塞性睡眠呼吸暂停综合征最常用的治疗方法，有效率高达 90% 以上。目前需要解决的问题是如何减少伤口出血和减轻疼痛。保守治疗主要指持续气道正压通气治疗（continuous positive airway pressure, CPAP），对于由于某些原因不能做外科手术、腺样体及扁桃体不大、腺样体扁桃体切除后仍然存在阻塞性睡眠呼吸暂停综合征以及选择保守治疗的患儿，CPAP 是一项可以选择的治疗。其他的治疗方法还包括对鼻炎、过敏性鼻炎、鼻窦炎的药物治疗、控制体重、口腔矫治器等。

2 尿床

尿床是童年时期一个常见问题，宝爸宝妈们对这个问题不会陌生，有的可能还会记得自己小时候偶尔尿床后心理那种惶恐不安甚至羞愧的感觉。有些爸爸妈妈会说我家孩子 6 岁了还在尿床，是不是生病了？是网上说的遗尿症吗？孩子老尿床，有什么办法能让他们不尿床吗？

（1）究竟什么是遗尿症

首先我们要知道孩子排尿控制能力是一个不断发育完善的过程，2 ～ 3 岁的时候孩子开始有排尿意识，并能逐渐学习控制排尿冲动，大多数孩子在 3 ～ 4 岁的时候能很好地控制白天排尿，在这个阶段孩子夜间尿床是很常见且正常的情况。当孩子 5 岁时，夜间排尿控制能力逐渐发育成熟，也较少尿床了，如果 5 岁以上孩子还是频繁发生夜间尿床，我们就要考虑遗尿症的可能了。儿童夜遗尿是指年龄 ≥ 5 岁儿童，平均每周至少 2 次夜间不自主排尿，并持续 3 个月以上。因此孩子如果年龄小于 5 岁，睡觉之前饮水较多或每周尿床次数没有达到 2 次和持续时间

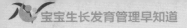

没有达到 3 个月，并不能认为孩子患有遗尿症。

（2）如何正确对待孩子遗尿

如果孩子患有遗尿症，解决的方式可以从改变生活习惯开始。很多尿床的儿童经过生活方式、生活习惯的调整，遗尿症状就可以消失。首先调整家庭作息时间，合理安排孩子白天的活动，避免过度疲劳及精神紧张。鼓励孩子白天正常饮水，保证每日饮水量。避免喝茶、喝咖啡这种含茶碱、咖啡因的饮料。可以将晚餐时间提前，晚餐应该清淡，少盐少油，饭后不宜剧烈活动或过度兴奋。早点上床睡觉，睡前 2 ~ 3 小时不应再进食，睡前 2 小时不要喝水也不要吃包括粥汤、牛奶、水果、果汁等一些含水分较多的食品。

其次，家长不应责备孩子，应该多一些鼓励，减轻孩子对遗尿的心理负担，可以有奖励机制，安慰鼓励孩子，消除孩子遗尿的相关的内疚和犯罪感。关注孩子的心理状态，不要因为孩子尿床而打骂他（她），导致孩子心理压力增加，更加容易出现控制不住的情况。

此外，要让孩子白天尽量多饮水，并逐渐延长 2 次排尿的间隔时间使膀胱扩张。训练孩子适当憋尿，当孩子排尿时鼓励时断时续排尿，再把尿排尽，以提高膀胱括约肌的控制能力及扩大容量。养成白天规律排尿（每天 4 ~ 7 次）、睡前排尿的好习惯，对伴有便秘的孩子应同时积极治疗便秘。

总之，遗尿机制十分复杂，涉及中枢神经系统、生理节律、膀胱功能紊乱及遗传等多种因素。排尿控制能力发育不完善、睡眠过深、情绪紧张、焦虑、对遗尿的恐惧及家长的责骂等均可诱发和加重遗尿症状。家长应该对孩子遗尿有正确认识并采取正确的应对措施。同时，在进行生活方式调整时，不要忘记去医院就诊以排除器质性疾病。

3 儿童阻塞性睡眠呼吸暂停综合征

（1）儿童肥胖与阻塞性睡眠呼吸暂停综合征的密切关系

小明今年7岁，别看他才上一年级，可是个圆滚滚的"小胖子"。小明的妈妈有件发愁的事情，就是小明打呼噜太厉害了，轰隆隆的打鼾声超过了小明爸爸，还时不时地停上十几秒。小明妈妈看到电视上介绍，打呼噜是一种病，那么，小明打呼噜是不是也不正常？这和小明的肥胖又有什么关系呢？

事实上，打呼噜确实是个"病"。我们在临床中，有个疾病叫作阻塞性睡眠呼吸暂停综合征（obstructive sleep apnea syndrome，OSAS），指的就是这种疾病。症状为睡眠时打呼噜并伴有憋气，夜间常常由于憋气缺氧而醒来，导致白天嗜睡、严重者损伤心脑肺血管等多个脏器，影响患者的生活质量和寿命。目前普遍认为，阻塞性睡眠呼吸暂停综合征是一种严重威胁人类健康的常见的疾病。

据调查，儿童阻塞性睡眠呼吸暂停综合征的发病率很高，达到1.2%～5.7%，肥胖就是导致阻塞性睡眠呼吸暂停综合征发生的重要因素之一。肥胖在全世界儿童中的发病率越来越高。在我国，肥胖也渐渐成为影响儿童健康的严重问题。像小明一样打呼噜的"小胖子"，在临床中很常见。

有一项在新加坡肥胖儿童中进行的调查显示，体重超出理想体重1.8倍以上的儿童和体重正常儿童相比，阻塞性睡眠呼吸暂停综合征的发病率分别是13.3%和0.7%。我国的研究也显示，肥胖儿童发生阻塞性睡眠呼吸暂停综合征的危险性很高，是体重正常儿童的1.9倍。为什么肥胖儿童阻塞性睡眠呼吸暂停综合征发病率比较高呢？科学家们研究发现了肥胖可以导致阻塞性睡眠呼吸暂停综合征。主要理论有以下几点：①上呼吸道解剖结构异常。入睡后，全身肌肉包括咽部肌肉放松，容易导致上呼吸道的狭窄甚至阻塞，有研究表明肥胖伴阻塞性睡眠呼吸暂停综合征的儿童上呼吸道周围的软组织明显增厚，软组织越厚，打呼噜和憋气症状越严重。所以上呼吸道软组织增厚是导致肥胖儿童发生阻塞性睡眠呼吸暂停综合征的重要因素。②肥胖儿童由于胸腹部脂肪过多，呼吸时胸廓起伏变小，呼出和吸入的气体量减少，上呼吸道扩张不足，导致睡眠时打呼噜。此外，还有研究显示，腹部脂肪积压，也造成呼吸运动比正常人费力，也会造成憋气症状。③神经、肌肉调节异常。肥胖儿童可能还有咽部肌肉松弛和神经调节异常，使其上呼吸道较正常儿童更容易塌陷，造成呼吸道变窄，在深睡眠期尤其明显，这也是打呼噜和憋气的一个原因。④睡眠结构紊乱、行为、习惯异常。由于阻塞性睡眠呼吸暂停综合征儿童憋气缺氧容易造成夜间频繁觉醒，引起睡眠不足，造成胰岛素代谢紊乱，导致肥胖。同时还可能导致白天疲劳、懒于活动、进食增多，加剧肥胖，进一步加重打呼噜和憋气症状，形成恶性循环。由此，美国心脏病学会指出，和成人一样，肥胖是儿童发生阻塞性睡眠呼吸暂停综合征的危险因素，对体重超重的儿童应警惕睡眠呼吸障碍性疾病，而控制体重、通过运动加强肌肉力量等可以明显减轻阻塞性睡眠呼吸暂停综合征症状。

还有一些研究表明，肥胖、阻塞性睡眠呼吸暂停综合征以及糖尿病，三者互为因果，阻塞性睡眠呼吸暂停综合征可引发肥胖和糖尿病，而阻塞性睡眠呼吸暂停综合征患儿夜间睡眠结构紊乱，生长激素分泌减少，白天嗜睡，运动量小，脂肪分解减少，造成肥胖，肥胖又反过来加重阻塞性睡眠呼吸暂停综合征，从而形成了恶性循环。

所以，和小明一样有夜间打呼噜和憋气的"小胖子"们注意，首要任务就是减肥，加强运动锻炼，同时减少摄入油炸、甜食等高热量食物，"管住嘴，迈开腿"，才能控制体重。体重下来了，晚上打呼噜和憋气就会减少，睡眠质量改善了，身体才会更健康。

（2）腺样体、扁桃体的手术时机

有的爸爸妈妈说，"孩子现在还小，听说孩子长大后腺样体会自然萎缩，那是不是就不需要手术了？"

有的爸爸妈妈说，"腺样体和扁桃体都是免疫器官，做手术切掉会不会导致孩子的抵抗力下降？"

儿童的腺样体扁桃体切除术需要在全身麻醉状态下进行，全麻会不会影响孩子的智力？

腺样体扁桃体切除术的适应证：儿童睡眠打鼾、张口呼吸，甚至出现呼吸费劲、憋气等，很有可能是患上了阻塞性睡眠呼吸暂停综合征。在儿童，阻塞性睡眠呼吸暂停综合征最常见的病因是腺样体和（或）扁桃体肥大。阻塞性睡眠呼吸暂停综合征会造成长期夜间慢性缺氧，不利于儿童的生长发育。具体的影响包括儿童睡眠质量下降、白天嗜睡，注意力不集中、记忆力下降、学习成绩下降；磨牙、遗尿、生长发育迟缓；易烦躁、易怒、抑郁等性格改变；认知能力下降；胸廓形态改变发生漏斗胸；长期的张口呼吸还会形成上唇短厚、牙列不齐、面中部拉长、下颌短缩、表情呆滞的"腺样体面容"，甚至出现机体免疫能力下降、胃食管反流、心室肥厚、肺动脉高压等。因此，当孩子被诊断了阻塞性睡眠呼吸暂停综合征，特别是中重度阻塞性睡眠呼吸暂停综合征或药物保守治疗无效、反复发作的轻中度阻塞性睡眠呼吸暂停综合征时，都需要行腺样体和（或）扁桃体切除术。此外，腺样体肥大可以阻塞咽鼓管，造成中耳炎等，所以当孩子出现反复发作的分泌性中耳炎且保守治疗效果欠佳，应该进行腺样体切除术；反复扁桃体发炎的儿童，如果前1年发作6～7次以上，或在过去2年或3年间平均每年至少发生了3次以上，需要考虑进行扁桃体切除术；当慢性扁桃体炎已成为全身疾病的感染病灶，如反复低热、风湿性疾病、某些皮肤病、肾炎、脓毒血症等，一经确诊，都应及早手术，彻底清除"病灶型扁桃体"。而已经有心肌炎、肾炎、风湿病、关节炎等并发症时，即使发作次数不多，为了彻底清除病灶，也需要切除扁桃体。

腺样体扁桃体切除术的最佳时间以及方式。考虑到 3 岁以下是手术的高危因素，一般建议孩子 3 岁以后再进行扁桃体和腺样体切除术，但并不意味着 3 岁以下不能手术。重度阻塞性睡眠呼吸暂停综合征药物治疗无效，明确的病灶型扁桃体或无法控制的频繁急性发作的慢性扁桃体炎，在 3 岁以内仍然需要考虑手术。另外，1～2 岁的孩子睡眠打鼾，大部分是单纯腺样体肥大所致，所以对 1 岁以内的重度阻塞性睡眠呼吸暂停综合征，腺样体切除术是行之有效的方法。家长总是担心切除了腺样体和扁桃体，孩子的抵抗力会下降，所以想着能不能只切一侧扁桃体或扁桃体部分切除。由于扁桃体的生发中心活跃，切除一侧扁桃体，通常另一侧扁桃体或残留的扁桃体会代偿性疯狂长大，手术效果并不理想，可能还需要二次手术。

腺样体、扁桃体切除术不会影响免疫力。扁桃体、腺样体在孩子 6～7 岁内确实具有免疫防御功能，但并不意味着切除了扁桃体、腺样体，孩子的免疫功能就下降了。大样本数据调查显示，大部分孩子术后免疫功能没有变化，少部分孩子术后半年内可能出现免疫能力下降，但半年后自动恢复正常。对于慢性扁桃体炎反复急性发作的孩子，扁桃体切除后避免了病灶感染，反而大大降低了呼吸道感染的概率。

全麻不会影响孩子智力。腺样体、扁桃体切除术需要在全身麻醉的状态下进行，全麻状态有利于消除孩子在手术中的疼痛及紧张情绪，同时也有助于医生从容地操作。相反，局部麻醉手术中经历的疼痛和恐惧却可能给孩子带来长期的心理阴影。大量的临床研究证实，在儿童中，单次、短时间地暴露于全身麻醉和神经镇静药物对于儿童的行为能力、学习能力不会有影响。

（3）阻塞性睡眠呼吸暂停综合征对儿童糖尿病的影响

儿童睡眠呼吸暂停综合征主要表现为睡眠中打呼噜，伴有憋气，以及白天嗜睡、身体疲劳等。随着病情的加重，会出现代谢紊乱及心脑血管系统疾病，其中最常见的有糖尿病，还有高血压、心脏病等。

儿童糖尿病是由于胰岛素分泌减少所引起的内分泌代谢疾病，以碳水化合物、蛋白质及脂肪代谢紊乱为主，引起血糖和尿糖均升高。临床表现为"三多一少"：多饮、多食、多尿和消瘦。儿童易出现酮症酸中毒，后期引起血管病变，常出现眼睛及肾脏疾病。

这两种疾病都会对人体的多个器官系统造成损害，那么，阻塞性睡眠呼吸暂停综合征与糖尿病之间有什么关系？阻塞性睡眠呼吸暂停综合征对糖尿病有什么影响？儿童得了阻塞性睡眠呼吸暂停综合征与糖尿病该如何诊治？

阻塞性睡眠呼吸暂停综合征对糖尿病的主要影响机制。一方面，阻塞性睡眠呼吸暂停综合征儿童身体长期慢性缺氧，摄入体内的糖转换成的乳酸增多，经肝脏又转化成糖，使血糖升高；同时，缺氧状态导致胰岛素和组织的结合减少，并且影响体内其他激素的分泌，降低组织对胰岛素的敏感性，造成人体血糖浓度的调节功能发生异常。另一方面，阻塞性睡眠呼吸暂停综合征儿童睡眠紊乱也可导致内分泌中枢发生功能紊乱，通过降低组织对胰岛素的敏感性、减少胰腺分泌胰岛素和增加肝脏对糖的输出，增强了胰岛素抵抗，导致血糖调节发生异常。②儿童糖尿病诱发或加重阻塞性睡眠呼吸暂停综合征的机制。目前普遍认为，儿童糖尿病之所以引起或加重阻塞性睡眠呼吸暂停综合征，肥胖是主要原因之一。首先，肥胖儿童上呼吸道周围有过多脂肪堆积，使上呼吸道变窄；其次，胸腹部内脏脂肪堆积，挤压胸腔，导致肺容量减小，夜间睡觉仰卧时更为明显，从而使睡眠期间易产生呼吸困难。③儿童阻塞性睡眠呼吸暂停综合征合并糖尿病治疗措施。肥胖是糖尿病及阻塞性睡眠呼吸暂停综合征的根源，目前认为减轻体重对于阻塞性睡眠呼吸暂停综合征以及糖尿病均有好处。对于有明显的夜间憋气、打呼噜的儿童，如伴有腺样体、扁桃体肥大，手术治疗效果更好。并且有研究指出，手术治疗后睡眠改善，身体对胰岛素的敏感性增加，糖尿病可很快改善，但术前必须进行详细评估，术后应密切监护。对于因为某些疾病不能进行外科手术的儿童、腺样体扁桃体切除术后仍然存在阻塞性睡眠呼吸暂停综合征以及选择保守治疗的儿童，可以使用持续正压通气治疗。

阻塞性睡眠呼吸暂停综合征与糖尿病联系紧密，互相影响。两者对儿童生长发育的危害应引起家长们足够的重视。

（4）阻塞性睡眠呼吸暂停综合征儿童在家安全使用呼吸机注意事项

阻塞性睡眠呼吸暂停低综合征是指患者在睡眠过程中频繁发生部分或全部上气道阻塞，正常通气和睡眠结构被扰乱而引起的一系列病理生理变化，阻塞性睡眠呼吸暂停综合征在儿童中发病率为 1.2% ~ 5.7%，孩子常见的临床表现为夜间打鼾、睡眠中频繁憋气或憋醒，导致孩子的睡眠质量下降，白天精神不佳，严重时可伴有低氧血症影响孩子的智力发育。大部分孩子阻塞性睡眠呼吸暂停综合征是因腺样体、扁桃体肿大引起的，腺、扁切除术是治疗儿童阻塞性睡眠呼吸暂停综合征的一线方法，但有些孩子手术效果欠佳，或合并有肥胖、颅面畸形、胸廓畸形或代谢性疾病不适宜手术治疗时，家长们也不要着急，可在专业的睡眠呼吸中心，选择无创正压通气（NPPV）治疗，维持患儿的呼吸功能。在睡眠中心根据患儿夜间入睡后憋气的程度完成呼吸机压力滴定水平设定，之后学会无创呼吸机的基本操作，就可以在家每晚为孩子佩戴了，较为方便。

若需要在家中长期使用无创呼吸机，需要注意哪些问题呢？①机器设备检查。家长们在给孩子使用无创呼吸机前，要仔细阅读相关说明书，保证机器性能处于良好状态，检查通气管的清洁、密封及通畅性。在家中使用呼吸机时,以在睡眠中心进行监测并调整好的压力滴定水平为准,勿随意调整,若患儿对此压力水平不耐受,家长们需带孩子到医院做调整。②增加舒适感,减少并发症。使用无创呼吸机时,更强调孩子的合作及舒适感,让孩子处于一个平静放松的状态,可以是平躺或半卧位（头高30°左右）,以保证上气道通畅。使用前,家长们需检查患儿有无明显鼻咽分泌物,口腔内有无咀嚼食物,以免引起孩子误吸。应先在低的气道压（如4 cm H_2O）状态下连接稳固面罩后,再连接呼吸机管道或增加气道压,避免骤然增加的压力引起孩子不适。面罩的漏气可能引起结膜炎的发生,为减轻面罩漏气的可能,家长们需根据孩子颅面的大小,合理选择面罩及固定带的张力（一般以扣紧头带后能于面颊旁轻松插入一至两指为宜）。部分孩子对塑胶材质的面罩发生过敏,或在通气过程中因鼻梁部的皮肤长期受压引起红肿、瘀斑的表现,可在鼻梁受压处外用柔软的布条或纱布缓解不适症状。因孩子夜间呼吸中枢受到抑制,更易出现低氧血症或高碳酸血症,强调夜间孩子使用呼吸机时,家长需注意观察患儿有无面罩脱离的情况,及时调整面罩位置,早晨醒来后,部分患儿诉有口干或鼻腔干燥的情况,可适量饮水或在使用呼吸机前予液状石蜡涂鼻缓解干燥症状。③使用NPPV不会造成依赖。有些家长担心呼吸机使用的依赖问题,NPPV的治疗原理是利用正压通气,维持孩子的气道开放,并不存在相关药物的依赖或戒断反应,反而随着孩子的年龄增长、肥胖状态改变及呼吸道结构等的改善,在专业的睡眠呼吸中心进行规律的复诊及检查评估后,无创呼吸机的治疗是有可能停止的。

4 张口呼吸

有的爸爸妈妈说,"这孩子晚上睡觉一直张着嘴巴,"这是正常的吗?

有的爸爸妈妈说，"张着嘴巴睡觉又不会对身体造成什么危害，只是习惯问题，不用管"这种观念对吗？

（1）张口呼吸不是正常的呼吸方式

正常呼吸时，空气由鼻腔进入肺，当各种原因使空气不经鼻腔而由口腔入肺，就形成反射性张口呼吸。一般来说，造成张口呼吸的原因主要分为两种，一种是长期的慢性鼻部阻塞性疾病导致的，可见于儿童腺样体肥大、扁桃体肥大、口咽淋巴组织增生、舌根部淋巴组织增生、慢性鼻炎、鼻中隔偏曲、过敏性鼻炎、鼻息肉、鼻甲肥大等，均可导致鼻咽腔或口咽腔变窄，经鼻呼吸受阻，从而逐渐形成张口呼吸。长期的张口呼吸会影响儿童的颌面部发育，形成所谓的"腺样体面容"，即上唇短厚翘起、下颌骨下垂、鼻唇沟消失、硬腭高拱、牙齿排列不整齐、上切牙突出、咬合不良，缺乏表情的面容，一旦形成，难以恢复。对于这类儿童，首先要到耳鼻喉科就诊，解除各种导致呼吸道梗阻的原因。若是常见的扁桃体和／或腺样体肥大导致张口呼吸的发生，可能需要手术切除肥大的腺样体和／或扁桃体。

另一种原因就是非疾病引起的习惯性地张口呼吸。这种张口呼吸习惯是儿童的无意识行为，在尚未导致儿童产生软组织及骨骼畸形时就要及时采取积极的措施：让孩子有意识地闭合双唇，习惯经鼻呼吸模式。如果家长白天看到孩子张口呼吸时要提醒其恢复用鼻子呼吸方式，并告知张口呼吸的危害，帮助锻炼唇部肌肉，睡觉时可以尝试给孩子佩戴口腔矫治器，使其闭上嘴巴用鼻子呼吸。对孩子成功转变为用鼻子呼吸后给予鼓励，并不断支持孩子坚持使用鼻子呼吸。

（2）如何判断孩子是哪一种张口呼吸

当孩子有张口呼吸症状，应及早带孩子去耳鼻喉科或口腔科进行专业评估、诊断。医师会根据造成张口呼吸的不同原因给出有针对性的治疗方案，尽快帮助孩子恢复用鼻子呼吸模式，从而改善甚至阻断颌面畸形的发生，促进颌面部结构正常发育与口颌系统功能协调稳定。

5 "秒睡"

对于 2 ～ 3 岁以内宝宝，睡觉太快，以至于秒睡，多数时候是正常的。宝宝的睡眠质量好，经常会出现吃饱就睡的现象，但是这种秒睡的现象会随着年龄的增长而逐渐减少。到了儿童和青少年时期，如果还经常出现秒睡的现象，可能就不正常了。

一个 8 岁的小男孩，最近半年来，白天经常打瞌睡，上课时注意力不集中、周末在家看电视时都能秒睡，有时还会在开怀大笑时突然跌倒在地，或者发出奇怪的声音。他的表现多次遭到家长和老师的严厉批评。老师询问家长后，父母反映孩子晚上睡眠时间是足够的，可是他白天依然秒睡。这些现象导致这个小男孩的成绩开始下滑，记忆力减退，情绪也异常低落。

家长带小男孩去了多家医院，经过一系列检查后，最终被确诊为"发作性睡病"。幸运的是，经过一段时间的精心治疗后，小男孩已经不贪睡了，学习成绩也有了显著提高。

（1）"发作性睡病"是怎么回事？

发作性睡病是一种原因不明的慢性睡眠障碍，临床上以不可抗拒的短期睡眠发作为特点，多于儿童或青年期起病。其症状表现为白天过度嗜睡，睡眠一般持续数分钟，每天可发作多次，严重者甚至可以在日间睡上十几觉；突然出现不自主低头或突然倒地，通常只持续几秒；入睡前或觉醒前的生动的梦样体验；梦中醒来时发生一过性的全身不能活动或不能讲话。

发作性睡病的发病原因和发病机制目前尚不清楚。需要提醒广大家长的是，儿童期发病的发作性睡病早期临床表现不典型，常被延误诊治，患有发作性睡病的孩子做常规脑电图、睡眠脑电图甚至长程视频脑电图多数情况下是正常的。这种情况需要利用多导脑电图进行多次小睡试验检查，方可确诊。

（2）"发作性睡病"怎么治疗呢?

发作性睡病的患者不光在走路时会猝倒，在吃饭、交谈、情绪激动等状况下都容易入睡，所以第一要注意人身安全；第二要保持乐观积极的态度，乐观的情绪，能有效地树立积极的态度和战胜疾病的信心。虽然是病理性睡病，但也有心理方面的原因，所以要避免让自己陷于悲伤、忧郁，也不可太过于兴奋，因为兴奋失度可诱发猝倒发作；第三生活中家长应合理安排孩子的作息时间，保证夜间充足睡眠，白天才不会经常出现昏睡状态。饮食要健康，可以适当运动，不熬夜，不吃高脂食品；第四在专业人员指导下进行必要的药物治疗。

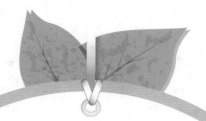

第四章

儿童喂养

母乳喂养、辅食添加、学龄前餐桌习惯和学龄期儿童的饮食建议，都在本章中详尽讲述，还有小食谱哦！

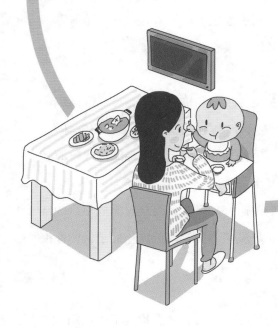

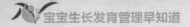
一、婴儿期的喂养

1 为什么要母乳喂养

每一位妈妈都想给宝宝提供最安全最有营养的食物，也可能会为选择母乳还是配方奶喂养而纠结。母乳，是妈妈送给宝宝的第一份礼物，是宝宝最理想的天然食物。母乳喂养对妈妈和宝宝的健康都非常有益。世界卫生组织建议：6个月内纯母乳喂养是最佳的婴儿喂养方式。宝宝添加辅食后，母乳喂养可以持续到2岁或更长时间。

（1）营养全面而独特

母乳不仅提供了宝宝所需的全部养分，而且，在孩子不同月龄和哺乳的不同时期，母乳的成分也会随之发生变化，以适应宝宝发育的需要。与配方奶相比，母乳中的蛋白质不易引起宝宝过敏，有着更合适的钙磷比例和矿物质浓度，有利于宝宝的消化吸收。

（2）保护宝宝避免感染

母乳中含有一系列特异性的免疫球蛋白和抗炎因子，可以提高宝宝抗感染的能力，减少呼吸道及胃肠道等感染性疾病的发生，如中耳炎、上呼吸道感染、肺炎、胃肠炎等，这是其他任何代乳品都无法代替的。

（3）减少成年后慢性疾病的发生

母乳喂养不仅对宝宝婴儿期的健康好处多多，而且对于成年后的健康也有着深远的影响。研究表明，母乳喂养能够降低成年后患代谢性疾病如肥胖、高血脂、糖尿病的风险。

（4）给宝宝提供安全感

母乳喂养不仅对宝宝的身体健康有益，而且还能给宝宝提供强大的情感支持。哺乳过程中，妈妈抱着宝宝，眼睛看着宝宝，肌肤接触刺激宝宝，这种亲密的情感交流能给宝宝提供充分的安全感，有利于建立正常的母婴依恋关系，对宝宝心理健康的发展十分有利。

（5）对妈妈的好处

母乳喂养不仅对婴儿有益，而且也有益于妈妈的健康。母乳喂养可以帮助妈妈产后子宫复原和体重恢复。通过哺乳过程中的亲子交流，也能促进妈妈情感的健康发展，减少产后焦虑和抑郁情绪的发生。从远期看，还可以帮助降低妈妈患乳腺癌、子宫癌和卵巢癌等的风险。

2 不下奶怎么办

宝宝出生后，妈妈最担心的问题就是奶水不够。有的妈妈会觉得自己的乳房小，或是乳房不够胀，或是听到宝宝啼哭，都会认为是自己的奶水不够，怕饿着了宝宝，而可能给宝宝添加了奶粉。实际上，乳房的大小跟分泌乳汁的量多少没有关系，每个妈妈都是有奶的；而且，刚出生宝宝的胃容量是非常小的，出生 1 ~ 2 天的宝宝胃容量只有 5 ~ 7 ml，相当于一个玻璃球大小，出生 5 ~ 7 天的宝宝胃容量为 44 ~ 59 ml，相当于一个鸡蛋的大小。只要让宝宝早开奶、多吸吮，几乎每个妈妈都是可以满足宝宝需求的。随着宝宝的吸吮，乳汁会越来越多，相反，如果因为觉得奶不够而放弃吸吮乳头、添加了奶粉，那妈妈

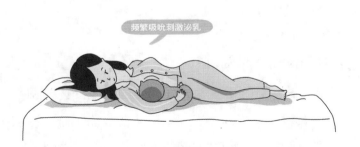

宝宝多吮吸、妈妈多休息，有利乳汁分泌

的奶就会越来越少。因此，千万不要因为觉得生后没奶或是奶水不够，而轻易放弃了给宝宝吸吮的机会。

频繁吸吮是刺激乳汁分泌的关键。宝宝在吸吮妈妈乳头时，所产生的刺激会传到妈妈的大脑中，刺激妈妈脑垂体分泌催乳素和催产素，这两种激素经血液到达乳房，催乳素作用于乳腺的腺泡细胞，刺激乳汁的产生；催产素作用于腺泡周围的肌细胞，有利于乳汁的排出。新生儿期，至少每2小时让宝宝吸吮一次，或者用吸奶器吸奶，需要注意的是每次吸奶都要使乳房彻底排空，如果宝宝吃奶后乳房没有排空，可以在宝宝吃奶后再用吸奶器吸空乳房，而且夜间也要吸奶，保证每天吸奶次数在8 ~ 12次以上，这样才能有效刺激乳汁的分泌。

对妈妈来说，保持愉悦的心情、树立信心也很重要。妈妈不要过于疲劳，充分休息有利于乳汁的分泌。

3 母乳不够怎么办

要提高母乳的分泌量，需要让宝宝频繁吸吮或用吸奶器吸空乳房，至少2个小时吸吮1次，而且每次都要吸空乳房（见上部分"不下奶怎么办"）。

妈妈要充分休息，心情愉悦，树立母乳喂养的信心。平时可以喝一些下奶的汤水，可以在喂奶前喝一杯热饮，热敷并按摩刺激乳房，这些都有利于刺激乳汁的分泌。

4 母乳性黄疸是怎么回事

很多宝宝出生后的几天，白嫩的皮肤会逐渐变黄，这就是我们常说的"新生儿黄疸"。新生儿黄疸是新生儿期最常见的一个问题，引起宝宝黄疸的原因很多，如新生儿感染、溶血等。如果是母乳喂养的宝宝，检查没有发现其他引起黄疸的潜在疾病，黄疸又迟迟不消退，很有可能是母乳性黄疸。

母乳性黄疸指的是和母乳喂养有关的黄疸，分早发型和晚发型两种类型。早发型母乳性黄疸一般在出生后 3 ~ 4 天出现，主要和喂养不足、宝宝排泄少有关，早开奶和增加喂养次数可以促进胆红素排出，避免早发型母乳性黄疸的发生。晚发型母乳性黄疸一般在出生后 1 周左右出现，2 ~ 3 周时最重，有可能持续 6 ~ 12 周才消退。母乳性黄疸一般不会影响宝宝的健康，宝宝的营养发育良好，大小便正常，大便颜色正常，一般也无须治疗。如果黄疸程度比较重，需要进行血胆红素的检查，当血胆红素水平达到或超过 15 mg/dl 时，需要暂停母乳喂养 3 天左右，并在医生指导下服用一些药物，这时黄疸会明显减轻，之后可以继续母乳喂养，黄疸可能再次出现，但一般不会达到原有程度。如果胆红素达到 18 mg/dl，需要立即停止母乳喂养同时到医院进行治疗。

5 如何正确混合喂养

当各种原因所致妈妈的母乳量不足，或是不能及时给宝宝哺乳时，需要在喂配方奶的同时，给宝宝添加一些配方奶粉喂养，这就是我们常说的混合喂养。

混合喂养的方法有补授法和代授法两种。补授法是指每次喂奶前都先喂母乳，直到两侧乳房都吸空后，再根据宝宝的需要添加配方奶粉。代授法是指用配方奶代替一天中某一次或是几次的母乳喂养。对小婴儿来说，更推荐用补授法，这种方法有利于刺激妈妈乳汁的分泌，同时也可以避免宝宝吃完配方奶后不愿意再吸吮母乳。如果妈妈因外出或工作不能按时哺乳，可以用代授法，但是期间要按时吸奶，这样有利于刺激乳汁的分泌。

6 何时开始辅食添加

关于宝宝辅食的添加时间，国际卫生组织建议 6 月龄添加，这是就全球范围而言的。一般来说，需要根据宝宝的营养需要和发育成熟度确定能否添加辅食，对绝大多数宝宝而言，适宜的时机是 5 ~ 6 个月。

5 ~ 6 个月时，多数宝宝的体重已达到出生体重的 2 倍，头部和颈部的肌肉发育也较好，能够自然的控制头颈部的姿势了，在有宝宝餐椅等支撑物的支撑下能够坐稳，同时会表现出对食物的兴趣，比如尝试喂食时会有张嘴或是身体前倾等动作，将食物放到口中时宝宝不再用舌头推出来。在具备了这些条件时，就可以尝试给宝宝添加辅食了。

过早或过晚添加辅食都可能对宝宝的健康带来不利。如 4 个月前添加可能会因宝宝的吞咽固体食物的能力不够完善而出现误吸，而 6 个月后仍不添加辅食可能会引起能量摄入不足而影响宝宝生长发育。

需要注意的是，对于一些特殊状态的宝宝如早产儿、神经肌肉发育延迟的婴儿，更应结合宝宝的生理和神经发育程度来确定辅食的添加时间。

7 辅食添加的原则

给宝宝添加辅食时，首先选择的应该是容易吸收的，成分单一不易过敏的，同时能提供铁营养的泥糊状食物。一般来说，能满足这些条件的，给宝宝添加的第一种食物是强化铁的米粉。在宝宝能接受了米粉之后，就可以添加根茎类的蔬菜如胡萝卜泥、土豆泥等，之后就可以逐渐添加果泥、肉泥了。

婴儿期添加的新食物种类应该单一，每一种食物应该由少到多逐渐添加，一般来说，需要在添加 5 天左右，宝宝能够适应，没有过敏症状及不适反应发生，然后再添加另一种新的食物。需要注意的是应该用小勺给宝宝喂辅食，而不是奶瓶，用勺子喂食有利于宝宝口腔功能的发育。

随着宝宝年龄增大，辅食种类应该更丰富了，质地也应该逐渐由细到粗，7～9个月的宝宝可以吃一些碎末状的软食，10～12个月的宝宝可以尝试吃碎菜、碎肉、软饭了，辅食的量和热量密度也要逐渐增加，一般来说，到8～9个月，需要给宝宝每天提供2顿辅食，到10～12个月时，每天提供2～2.5顿辅食。稀汤、稀粥、米粉等的热量密度低，经常食用不能满足宝宝生长发育的需要，会出现体重增长不理想甚至体重下降，生长缓慢等。妈妈们需要给宝宝提供自己进食的机会，允许宝宝自己用手抓着吃，并提供一些宝宝可以自己拿的食物比如面条、手指饼干、小块水果等，让宝宝逐渐学习用杯子喝水，尝试自己用小勺，并逐渐断离奶瓶。

1岁以内的宝宝的食物，应尽量保证食物的原味，少放糖，不放盐。不提倡给宝宝喂果汁、蜂蜜等。应避免进食坚果、葡萄、果冻等坚硬的或圆球形的食物，以免发生窒息。

8 不爱吃辅食怎么办

添加辅食时，宝宝可能对新的食物表现出抗拒，这种"厌新"的行为其实是宝宝对新食物的本能反应，是对新的食物还不够"习惯"，需要让宝宝在愉快的情况下反复多次尝试，一般来说，宝宝在接触10～15次后会逐渐接受。

4～6个月是宝宝味觉发育和学习咀嚼的关键期，6～8个月是宝宝嗅觉发育的关键期，如果添加辅食过晚，错过了宝宝发育的关键期，后期就容易出现喂养困难、含在嘴里不咽、拒绝固体食物的现象。

对辅食缺乏兴趣的宝宝，建议和大人共同进餐，让宝宝在进餐过程中模仿大人的咀嚼、吞咽动作，大人要起到榜样作用，不要对食物做出负性评价或表现出偏食行为；同时可以适当增加宝宝的活动量，在宝宝有饥饿感时先喂辅食；还注重食物色、香、味、形搭配，促进儿童的食欲；进餐过程中保持愉快的心情，不责怪、打骂孩子，只要宝宝的进食量比之前多，就要及时表扬、鼓励，使儿童行为得到强化。如果宝宝食欲差且伴有体重、身高增长不良、贫血等，就需要及时到医院就诊，排除有无潜在的疾病或营养素缺乏等因素。

9 添加辅食出现恶心、皮疹怎样处理

在给宝宝添加辅食，尤其是引入新食物时，有的宝宝可能会表现出嘴唇周围肿胀潮红、皮肤荨麻疹、瘙痒等，这种情况可能是对添加的食物过敏，这时要暂时停止继续吃这种食物，如果情况比较重，还需要尽快到医院就诊。有的宝宝可能会出现呕吐、腹泻，在排除了喂养不当或是其他疾病引起的可能时，也需要考虑食物过敏的可能，需要停止继续摄入这种食物。因此，在辅食添加初期，一定要一次只添加一种食物，观察 5 天左右宝宝耐受后，再添加另一种食物。不然发生食物过敏时，很难分清到底是对哪种食物过敏。

10 牛奶蛋白过敏是怎么回事，怎样应对

牛奶蛋白过敏是指宝宝对摄入的牛奶蛋白发生免疫反应而表现出过敏的症状。过敏体质的宝宝，以及有过敏性疾病家族史的宝宝更容易发生。牛奶蛋白过敏一般发生在配方奶喂养或混合喂养的宝宝，极少数纯母乳喂养的宝宝也会出现。

牛奶蛋白过敏根据体内免疫反应的不同，出现的时间和方式也不同，分为急性反应和迟发反应 2 种。急性反应是指宝宝在摄入牛奶蛋白当时或不久后出现的反应，一般表现为荨麻疹、血管性水肿、呕吐等，极少数会发生严重过敏反应如过敏性休克等。迟发反应是指宝宝在摄入牛奶蛋白一段时间后出现的反应，最常见的表现是皮肤表现如反复湿疹、胃肠道反应如腹泻、大便带血、便秘、呕吐等，也可能出现反复咳嗽、喘息，如长期不缓解会影响宝宝生长发育，出现生长迟缓、贫血等。对于急性的严重过敏反应，需要立即到医院诊治。怀疑牛奶蛋白过敏的宝宝，建议到医院找儿科医生进行诊断咨询。牛奶蛋白过敏的宝宝在回避牛奶蛋白（至少2周以上）后，症状会好转，再次摄入后，症状会再次出现。

对纯母乳喂养牛奶蛋白过敏的宝宝，需要妈妈的饮食中严格回避含有牛奶蛋白的食物至少2～4周，如宝宝过敏症状仍然不缓解，需要找专业医生咨询。对牛奶蛋白过敏的配方奶喂养的宝宝，需要换为深度水解配方或是氨基酸配方奶进行喂养，一般需要至少6个月以上，再根据宝宝耐受情况逐渐过渡至普通奶粉。牛奶蛋白过敏的宝宝经过饮食回避后，一般预后比较好，绝大多数的宝宝在3岁左右就可以耐受牛奶蛋白了。

11 不同月龄婴儿奶量多少

作为新手妈妈，最关注的一件事就是宝宝的奶量，该吃多少，有没有吃饱？不同月龄的宝宝的奶量是多少？

0～3个月：新生宝宝的胃容量很小，之后随着日龄的增长逐渐增大。母乳喂养的宝宝在3个月前建议按需喂养，即宝宝能吃多少就喂多少。配方奶喂养的宝宝每天需要的奶量为500～750 ml，每2～3小时喂哺1次，一天需要喂奶8～10次。

在宝宝3个月后，喂养就需要逐渐规律，这个月龄宝宝每天奶的需要量为600～800 ml，3～4小时喂养1次，每天喂奶6～8次。

4～6个月：这个月龄的宝宝每天奶的需要量为800～1 000 ml，3～4小时喂奶1次，这时要逐渐减少夜间喂奶次数争取早断夜奶，每天喂奶6次左右。

其实，每个宝宝对奶的需要量也是有个体差异的，个别宝宝的胃容量比较小，每次吃奶量也会少一些，妈妈们不用过于刻板地去追求奶量到达一定的毫升数，一般来说，只要宝宝每天排尿 6 ～ 8 次以上，体重增加良好，那么宝宝的奶量供应就是足够的。如果宝宝吃奶量少，并且体重、身高增长也不满意，就需要找儿科医生就诊了。

12 辅食与奶的比例关系

宝宝添加辅食后，随着辅食量的逐渐增加，奶量可以适当减少。辅食与奶的比例关系如何分配呢？

4 ～ 6 个月：这个时期添加辅食的目的是让宝宝逐渐锻炼咀嚼和吞咽半固体食物的能力，体验并适应不同食物的味觉，为从乳类向半固体、固体食物转换做准备，这一时期辅食的量很少，乳类仍几乎是宝宝所有的热量和营养来源，添加的辅食量不应影响宝宝的奶量摄入。

6 个月后：辅食的量逐渐增加，可以在进食后再喂奶，逐渐尝试添加到一餐，形成一餐代替一顿奶。

7 ～ 9 个月：这个时期宝宝每天的辅食量为 2 餐辅食，4 ～ 5 次奶，奶量约 800 ml/ 天。

10 ～ 12 个月：随着宝宝长大，辅食量也会进一步增加，但这一时期奶类仍是宝宝主要的能量来源，每天的餐次安排为 2 ～ 2.5 餐辅食，4 顿奶，每天的奶量约 700 ～ 900 ml/ 天。

13 什么时候可以添加盐

一些家庭觉得宝宝的辅食不放盐就没有味道，宝宝吃了没力气，过早的给宝宝辅食中添加了盐。实际上，食盐中主要起作用的成分是钠，食盐的咸味也主要来源于钠。而钠不仅仅存在于食盐中，也同时存在于母乳和配方奶中，以及其他天然食物中。中国营养学会推荐 0 ～ 6 月龄婴儿钠参考摄入量为 170 mg/ 天，7 ～ 24 月龄为 350 mg/ 天。

6个月以内的宝宝，母乳或配方奶中钠是可以足够满足宝宝需要的；6个月至1岁的宝宝，从奶类和天然食物中摄入的钠也是可以满足宝宝需要的，没有必要额外添加盐。过早添加盐可能会使宝宝习惯了"重口味"而出现挑食、偏食。而且，1岁以前宝宝肾脏功能还没有发育完善，食用过多的盐会加重肾脏的负担。1岁以后的宝宝，可以在辅食中少量添加盐了，但量不宜过多，一般每天不超过2g。

二、幼儿期的饮食

1 幼儿的辅食模式

1岁后的幼儿饮食模式逐渐由以奶为主过渡为三餐为主的模式。1岁以上幼儿膳食要多样、搭配合理。幼儿的食物要质地软烂，形状大小合适，少盐，避免给幼儿吃油炸食品及快餐，不喝甜饮料。

幼儿宜每天三顿饭，两顿奶，奶量在400～500 ml/天。每天应摄入1个鸡蛋、50 g动物性食物、100～150 g谷物、150～200 g蔬菜、150～200 g水果、20～25 g植物油，总热量为4 598～5 016 kJ/d（1 100～1 200 kcal/天）[①]。

2 幼儿还需要吃奶吗

幼儿每天应摄入400～500ml乳类，因为乳类可以为幼儿提供部分热量、优质蛋白质、钙等重要营养素。1岁以上的幼儿不再把乳类作

---

① Kcal是热量非法定单位预算，1kcal=4 186J。

为主食，但是他们仍然需要用乳制品来提供重要的营养，所以幼儿是需要吃奶的。

3 小幼儿的饮食特点

1 ～ 2 岁的小幼儿要把婴儿期的辅食提高到主食的地位上来，也就是要完成以奶为主的模式到以饭为主的模式的过渡，除了逐渐减少喝奶的次数以外，还要注意养成按时按点吃饭的习惯，但是小幼儿的乳牙尤其是磨牙尚未出齐，且咀嚼肌的力量较弱，所以食物还是要做到软、烂、碎，但不可再把水果、蔬菜等打成泥食用。

参考一日食谱：

早饭：鸡蛋莜麦菜汤面条——婴幼儿面 20 g，鸡蛋 50 g，莜麦菜 20 g

午饭：馒头——面粉 30 g

肉末藕丁丸子——猪肉馅 35 g，莲藕 35 g

清炒菠菜——菠菜 80 g

晚饭：牛肉生菜粥——大米 20 g，牛肉 10 g，生菜 25 g

蒜蓉西兰花——西兰花 35 g

奶：2 ～ 3 顿 共 400 ～ 500 ml

4 大幼儿的饮食特点

2 ～ 3 岁的大幼儿的进餐时间要与成人同步，鼓励这个阶段的幼儿完全自主进餐。这个年龄段的幼儿的食物最好还是单独烹调，口味要清淡，少调料、少油炸。食物的质地和形状较小幼儿的食物稍粗硬，但仍需较软。除了稍软烂外，还要注意去除皮、骨、刺、核等，保证饮食安全。

参考一日食谱:

早饭: 鸡蛋荠菜蒸包——面粉 25 g, 鸡蛋 50 g, 荠菜 25 g

　　　清炒茼蒿——茼蒿 20 g

午饭: 二米饭——大米 30 g, 小米 10 g

　　　胡萝卜香菇炖鸡块——鸡腿肉 20 g, 胡萝卜 35 g, 鲜香菇 25 g

　　　清炒油菜——油菜 60 g

晚饭: 二米饭——大米 20 g, 小米 5 g

　　　西红柿炒茄子——西红柿 60 g, 茄子 25 g

奶: 2 顿，共 400 ～ 500 ml

5 如何破解追着喂饭

每到吃饭的时间，家里就仿佛变成了战场，从客厅追到阳台，再从阳台跑到卧室，喂饭这件事是体力活吗？如何破解追着喂饭？

（1）为幼儿准备餐椅、餐具

让幼儿坐在餐椅上进餐，家长要告诉孩子"吃饭时要坐在自己的小椅子上，去别的地方就没有东西吃"。

（2）定时、定点、定量进餐

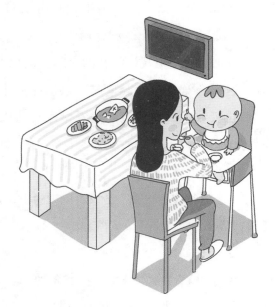

不看电视，坐定进食

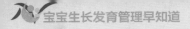
每次进餐时间控制在 20 ～ 30 分钟，尽量让孩子和大人吃饭时间一致，让他加入到大人吃饭的氛围中。

（3）养成良好的进餐习惯

提前半小时停止剧烈活动，告诉宝宝快吃饭了，让胃也准备分泌消化液；不要边吃边玩，吃饭时收起玩具、关掉电视。

（4）控制零食

不要觉得孩子饭吃得不好就多加零食，这样容易导致偏食、挑食，会更影响正餐。还会养成正餐少吃、等待零食的坏习惯。

（5）全家统一，态度一致，放松心情

吃饭本是自然的事情，孩子是很聪明的，不会饿到自己，所以全家要统一行动，都不要追着喂饭，不要过度焦虑。

6 边看电视边吃饭有何害处

经常有的家长因为孩子不好好吃饭，就打开电视，播放孩子喜欢的动画片来吸引孩子，殊不知这样做的害处可真不少呢。

（1）影响机体消化吸收功能

边吃饭边看电视，幼儿的大脑和消化道都需要增加血液和热量供应，这样一竞争，就会造成本该供应消化道的血液减少，影响食物的消化吸收。另外，边吃边看，还会造成消化液分泌减少，也是不利的。

（2）影响幼儿食欲

孩子边吃边看电视，会以看电视为主，而忽视了食物的色、香、味，影响食欲。

（3）使幼儿饮食难以均衡

幼儿的饮食宜种类丰富，搭配合理，饭、菜都要吃，一边吃饭一边看电视，孩子容易为了不影响看电视只是一直拿着馒头、饼等主食吃，而不愿意低头夹菜，这样就导致蔬菜、肉类、蛋等吃得少，造成营养不均衡。

（4）容易出现意外

看电视的时候，幼儿往往特别专心，随着电视情节的变化，可能突然大笑、喊叫等，这样容易造成嘴里的食物误入气管，发生危险。

（5）不利于幼儿眼保健

幼儿的眼睛还在发育过程中，电子产品的使用一定要控制时间，只要一吃饭就看电视，容易让幼儿的视力疲劳，不利于眼保健。

三、学龄前幼儿餐桌习惯

1　学龄前儿童的饮食结构

3 ~ 6 岁儿童是为学龄前儿童。根据学龄前儿童膳食指南和儿童喂养与营养指导技术规范的建议，学龄前儿童每天应摄入 300 ~ 400 ml

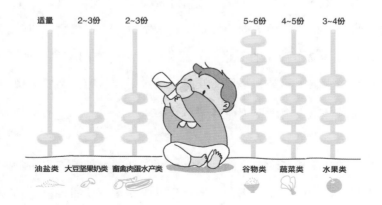

儿童膳食平衡算盘

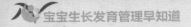

牛奶及奶制品、180～260 g 谷类、120～140 g 肉蛋类动物性食物、25 g 豆类及豆制品、200～250 g 蔬菜、150～300 g 水果、25～30 g 植物油。

2 从幼儿园回来还需要吃饭吗

一般的幼儿园都是在下午四点半至五点吃晚餐，孩子从幼儿园下学回家后，往往到 7 点左右又会说饿了，这个时候家长就会困惑，孩子已经吃过晚餐，到底该不该给孩子再加一顿餐呢？事实上，因为学龄前儿童的新陈代谢快，活动量大，是很有可能感到饥饿的，这个时候家长可以给孩子适当吃一些加餐，尤其推荐奶类和水果，还可以配少量松软的面点。要注意回家后的这顿加餐，不要吃得太多，不要安排甜食，最好距离睡觉间隔 2 小时以上。

3 能给孩子吃零食吗

学龄前儿童在三顿丰富的正餐之外，可以适量的加餐，即食用零食，这样可以让孩子获得更全面的营养，但是给孩子吃零食也是有讲究的，具体有以下几点。

（1）吃什么

学龄前儿童的零食，应该选择新鲜食物，以摄取丰富的维生素、矿物质和膳食纤维。因孩子的消化系统还未发育完全，消化能力较弱，家长应为其选择易于消化的零食，并避免食用不卫生的零食。具体来说，零食宜选择水果、奶类和坚果，及或少量饼干，蛋糕。不要选择油炸食品或膨化食品等，不喝或少喝含糖饮料。

（2）吃多少

在早餐、午餐与晚餐之间，应给予两次加餐。加餐的食物量要明显少于正餐，以免影响正餐进食。零食提供的能量不要超过每日总能量摄入的 10%。

（3）怎么吃

时间上，不要离正餐时间太近，最好与正餐间隔 1.5 ～ 2 小时，同时要注意睡前 1 小时不吃任何零食。即使是吃零食，也要养成良好的饮食习惯，不要边玩边吃或边看电视边吃，在孩子跑跳或哭闹时禁止给予零食，以免食物呛入气管造成窒息。

4 如何应对挑食偏食

因为各种各样的原因，学龄前儿童容易出现挑食偏食的情况，这也是家长们最发愁的地方，每次吃饭都要"威逼利诱"，但往往效果不明显。想解决孩子挑食、偏食的问题，家长首先要调整自己的心态，做到细心、耐心，给孩子充分的时间和机会，应用正确的方法，逐渐地纠正挑食偏食的不良习惯。

（1）家长要做孩子的榜样

孩子的饮食习惯受家长的影响很大，家长首先要做到营养均衡、饮食多样化，孩子才会乐于接受不同的食物。建议家长与儿童一起进餐，起到良好的榜样作用。即使有些食物家长不喜欢也不要在孩子面前表现出来。丰富多样的食物能提供不同的营养成分。

（2）提高食物的"颜值"

对孩子不喜欢吃的食物，可采用给食物"化妆"的办法，比如变换一下食物的色彩、形状，将食物摆成动物的造型，把食物放在孩子喜欢的容器中等，这些都可能会引起孩子的兴趣。

（3）变换烹调方法

家长可以把食物做出多种花样，比如蔬菜切碎做饺子馅，把肉、豆腐、鸡蛋液混合捏成丸子等。

（4）让孩子参与食物的选择与制作

家长可以带儿童去市场选购食物，尝试询问孩子喜欢的蔬菜并让孩

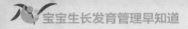
子参与购买。回到家后，可以让孩子干一些力所能及的家务，如择菜，洗菜，摆放碗筷，让孩子体会参与做饭的乐趣，享受自己的劳动成果，激发对食物的兴趣。

（5）适当增加运动量

家长可以带孩子多参与体育活动，尤其要选择儿童喜欢的运动或游戏项目，增加孩子的体力消耗，增进食欲，提高进食能力。

四、学龄儿童的饮食

1 学龄儿童的饮食结构

中国营养学会发布了《中国学龄儿童膳食指南（2016）》，全面详细地为学龄儿童提出膳食建议。学龄儿童生长发育迅速，又处于学习阶段，对能量和营养素的需要相对高于成年人。

表3　6~17岁儿童青少年每日热量需要量

年龄	热量需要量（kcal/天）	
	男	女
6岁	1 400	1 250
7岁	1 500	1 350
8岁	1 650	1 450
9岁	1 750	1 550
10岁	1 800	1 650
11~13岁	2 050	1 800
14~17岁	2 500	2 000

其中碳水化合物提供的热量应占总热量的 55%～65%，蛋白质提供的能量应占总热量的 12%～14%，脂肪提供热量应限制在总热量的 25%～30%。蛋白质中，鱼、肉、蛋、奶及豆制品提供的优质蛋白质应达到总摄入蛋白质的 50% 以上，每份午餐提供的蛋白质不应低于 30 g。脂肪以植物油为主，保证有一定量动物脂肪的摄入，但饱和脂肪酸不超过 1/3。

儿童应做到一日三餐，定时定量，两餐间隔 4～6 小时。食物种类要多样，应包括谷薯类、蔬菜、水果、禽畜类、鱼虾等水产品、蛋、豆类、坚果，以及奶制品。早餐提供的能量应占全天总能量的 25%～30%、午餐占 30%～40%、晚餐占 30%～35%。深色蔬菜中含维生素和矿物质较多，因此蔬菜中应一半为绿色或其他有色叶菜类。

重视早餐，保证早餐的营养充足。早餐应包括谷薯类、禽畜肉蛋类、奶类或豆类及其制品和新鲜蔬菜水果等食物。

天天喝奶，每天摄入奶或奶制品 300 g 及以上，可以选择鲜奶、酸奶、奶粉或奶酪。

膳食搭配应做到粗细搭配、干稀搭配，这样不仅有利于营养素摄入全面，还可促进儿童食欲；注意荤素搭配，这样可使动物性蛋白质和植物性蛋白质互补，并能获得丰富的维生素和矿物质。

学龄儿童在上午应有一次课间加餐，一般在上午两节课后 10:00 左右比较合适。加餐建议选择易消化吸收、不油腻的食物，可以选择牛奶、豆浆、餐点等，不要选择油炸的食物。课间加餐的食物量不要过多，以免影响午餐。

零食问题：指南建议，要给学龄儿童选择清洁卫生、营养丰富的食物做零食。比如新鲜蔬菜水果、奶类、豆制品、坚果，油炸、高盐或高糖食品不宜做零食。吃零食的量以不影响正餐为宜，不能用零食代替正餐。吃饭前后 30 分钟内不宜吃零食，不要看电视时吃零食，也不要边玩边吃零食，睡觉前 30 分钟不吃零食。吃零食后要及时刷牙或漱口。

指南建议，6 岁儿童每天饮水量 800 ml；7 ~ 10 岁儿童每天饮水量 1 000 ml；11 ~ 13 岁男生每天饮水 1 300 ml，女生 1 100 ml；14 ~ 17 岁男生每天饮水 1 400 ml，女生 1 200 ml。应少量多次饮水，不要感到口渴时再喝，可以在每个课间喝水 100 ~ 200 ml。天气炎热或运动出汗较多时，可相应增加饮水量。首选白开水，不喝或少喝含糖饮料，禁止饮酒。

表 4　学龄儿童各类食物建议摄入量（g/ 天）

食物种类	摄入量（g/ 天）		
	7 岁 ~	11 岁 ~	14 ~ 17 岁
谷类	150 ~ 200	225 ~ 250	250 ~ 300
一全谷物和杂豆	30 ~ 70	30 ~ 70	50 ~ 100
薯类	25 ~ 50	25 ~ 50	50 ~ 100
蔬菜类	300	400 ~ 450	450 ~ 500
水果类	150 ~ 200	200 ~ 300	300 ~ 350
畜禽肉	40	50	50 ~ 75
水产品	40	50	50 ~ 75
蛋类	25 ~ 40	40 ~ 50	50
奶及奶制品	300	300	300
大豆	105	105	105 ~ 175
坚果	—	50 ~ 70	50 ~ 70

2 盲目减肥的害处

儿童不同于成人，还处于不断的生长发育过程中，营养除了维持正常的生理活动之外，还要满足儿童生长发育的需求。若盲目减肥，会影响到正常生长发育，可能造成营养素缺乏，比如糖类（碳水化合物）、蛋白质、脂肪三大营养物质缺乏，以及某些微量营养素缺乏，比如锌缺乏、铁缺乏等，从而造成营养素缺乏性疾病。长期营养素缺乏也可导致身高增长缓慢，矮小症。

盲目减肥，热量不足，电解质平衡紊乱，给脑部供能不足，还会出现焦虑、注意力不集中、记忆力减退、反应速度下降等症状。

青春期女孩盲目减肥，还会影响内分泌系统，造成月经紊乱、闭经。随着青春期发育女孩体内脂肪含量增多，这也是青春期发育的基础。盲目减肥会使体内脂肪含量减少，性激素水平下降或紊乱，也会造成青春期发育延迟，月经初潮推迟，已来月经的出现闭经。

长期盲目减肥，过度节食还可导致神经性厌食症，长期拒食或只进食很少的食物，甚至难以维持基本的生理活动，发生严重营养不良，骨瘦如柴，甚至危及生命。精神心理方面也会出现抑郁，甚至自杀行为。

3 如何科学控制体重

2017 年发布的《中国儿童肥胖报告》中指出：中国儿童超重和肥胖率不断攀升，我国主要大城市 7 岁以上学龄儿童超重、肥胖达 3 496 万人。而且，如果不采取有效的干预措施，到 2030 年，7 岁及以上学龄儿童超重及肥胖检出率将达到 28.0%，超重肥胖的儿童将增至 4 948 万人。超重、肥胖儿童发生高血压的风险分别是正常体重儿童的 3.3 倍、3.9 倍；发生高三酰甘油的风险分别为 2.6 倍和 4.4 倍。肥胖儿童成年后发生糖尿病的风险是正常体重儿童的 2.7 倍。所以，应从小预防儿童肥胖。应由政府主导、社会参与，建立以"学校－家庭－社区"为主的防控网络。

科学地控制体重应采取综合干预措施，包括营养干预、运动干预、行为干预、家庭支持参与、学校支持参与等。

（1）营养干预

遵循多样、均衡、适量的基本饮食原则，符合儿童青少年饮食结构的要求。监测生长发育，保证适宜的体重身高增长。

若为营养不良的儿童，不要偏食挑食，可适当增加鱼禽蛋肉、奶制品、豆制品等优质蛋白质食物的摄入。

若为超重肥胖儿童，应在保证身高体重合理增长的基础上，控制总热量摄入。减肥过程要循序渐进。不暴饮暴食、不偏食挑食；尽量避免进食高热量、高糖食物及油炸食品，可增加豆制品和蔬菜的摄入，选择糖分不太高的水果；避免过多的零食，两餐之间可以选择一些酸奶、水果；控制含糖饮料的饮用，养成饮用白开水的习惯。

（2）运动干预

儿童青少年要增加户外活动时间，每天累计至少60分钟中等强度以上的身体活动，可进行有氧运动，比如快走、跑步、骑车、打球、跳舞、游泳等；其中每周至少3次高强度的身体活动（如打篮球、游泳、长跑等），包括抗阻力运动和骨质增强型运动（如俯卧撑、仰卧起坐、引体向上等）；超重和肥胖儿童应逐渐增加运动频率和强度。

（3）行为干预

进食行为：改变食物的烹调方式，用蒸、煮、炖代替煎、炸、炒；固定时间、固定地点进餐；进餐时少量多次盛取食物，或选择小一些的餐具盛取食物；进餐时细嚼慢咽；进餐结束后立即收拾餐具或离开餐桌。

减少久坐少动的行为；减少接触电子产品（看电视、玩手机、使用电脑）的时间，每天视屏时间不超过2小时；每天坚持做家务；避免熬夜，保证充足的睡眠。

（4）家庭的支持和参与

父母要以身作则，给孩子树立良好的榜样，科学饮食，加强运动，营造全家一起健康减肥的良好氛围。如果是有老人在一起住的大家庭，要做好老人的思想工作，以免爷爷奶奶或姥姥姥爷心疼或宠溺孩子，偷偷给孩子买各种他们认为"有营养"的食品或孩子爱吃的垃圾食品、饮料。

（5）学校的支持和参与

学校增加体育课或体育运动时间，不随便占用体育课。课间离开座位，做一些适宜的身体活动。让老师帮助监督孩子在学校不买、不吃零食，给予孩子支持和鼓励。

4 含糖饮料的危害

含糖饮料，是指在制作过程中人工添加糖且含糖量在 5% 以上的饮料。

儿童长期饮用含糖饮料，日积月累，甜或酸性的饮料可以直接破坏牙釉质，同时糖可促进口腔里的细菌繁殖，形成牙菌斑，导致龋齿。

儿童长期饮用含糖饮料，可造成营养紊乱。含糖饮料糖分高，吸收迅速，过量喝含糖饮料后，血糖增高，也可抑制食欲，造成该吃正餐时缺乏食欲，影响饮食营养素的均衡摄入，进而影响生长发育。另一方面，含糖饮料热量高，经常过量饮用会增加肥胖风险。糖提供的热量是 4 kcal/g。据报道，1 200 ml 含糖饮料所带来的热量就约等于成年女性一顿饭的热量。经常饮用含糖饮料的儿童比不饮用的儿童，肥胖风险增加 1.7 倍。

长期过量饮用含糖饮料，增加代谢综合征的发生。糖分高、吸收快，造成血糖增高，可影响胰岛功能，增加糖尿病发病风险；肥胖，脂肪含量高可造成高血脂、脂肪肝；同时还可能增加高血压的发病风险。

长期过量饮用含糖饮料，降低了钙的摄入和吸收，影响体内钙的代谢，造成骨密度减低，骨质疏松。

也有研究称长期饮用含糖饮料具有一定成瘾性。饮用含糖饮料后儿童易兴奋，注意力不集中。停用后还想喝，没精神，甚至心情抑郁。

儿童时期是生长发育的关键时期，同时也是儿童饮食行为和生活方式形成的关键时期。儿童期的饮食习惯会为今后成人期的饮食习惯打下基础，应避免不良饮食习惯，建立良好的饮食习惯。

5 青春期应该加强哪些营养

营养是保证青少年健康成长的物质基础。青春期的营养和膳食需要根据此时期生长发育特点进行合理的规划。青春期体格增长加速，骨骼系统增长快，肌肉、脂肪组织、生殖系统发育加速，大脑的功能和心理发育也进入高峰，对热量和营养素的需求比成人高。

（1）热量

青少年基础代谢率高，需要较多热量以供应需求，特别是脑发育需要热量比例大。青春发育期体格生长迅速，食欲旺盛，食量猛增，其摄入量一定要与此期的生长发育速度和每日运动消耗量相适应。

青少年每天热量需要为（2 000 ~ 2 500 kcal），食物种类每天达 12 种以上，每周 25 种以上，这样才能保证各种营养素的需要。

（2）蛋白质

此时期是人一生中各年龄阶段蛋白质需要量最高的时期。如蛋白质供给不足，可导致生长发育迟缓、抵抗力下降、运动耐力差等问题。每日蛋白质的供给量标准在青春期男性为 60 ~ 75 g，女性为 55 ~ 60 g，蛋白质的选择要注意保证蛋白质互补作用，以及必需氨基酸的供给。鱼、肉、蛋、奶及豆制品的蛋白质都属于优质蛋白质（注：60 g 蛋白质相当于大约 300 g 瘦牛肉或 300 g 瘦猪肉或 340 g 鲤鱼或 400 g 鸡蛋或 200 g 大豆）。

（3）无机盐和维生素

此时期骨骼发育迅速，需要充足的钙质，还要注意钙磷比例合适，2：1 为理想。同时补充适量的维生素 D 促进钙的吸收和利用。青春期锌、铁的需要量也增加。青少年应注意经常吃含铁丰富的食物，如红肉类的瘦肉、动物肝、动物血、蛋黄、黑木耳、绿叶蔬菜等，还可以增加铁强化食品的摄入，如铁强化酱油、铁强化面包。此外，青少年每日膳食应含有新鲜的蔬菜水果等维生素 C 含量丰富的食物以促进铁的消化吸收。应经常吃含锌丰富的食物，如贝壳类海产品、动物肝脏、红肉、干果、谷物胚芽等。

同时非常重要的一点，三餐定时定量，保证吃好早餐对于青少年的生长发育、学习都非常重要。